身長は「9歳までの生活習慣」で決まる

飛田健治
Kenji Tobita

幻冬舎新書

はじめに

親であれば誰でも、子どもの健康的な成長を願うものです。身体的な大きさや精神的な強さなど、ひと口に成長といってもさまざまですが、なかでも身長は見た目に違いがわかりやすいため、ほかの家の子どもや自分とつい比べてしまうものです。背が高いならまだしも、低い場合は「コンプレックスにならないか」「運動が苦手になったりしないか」などと、子どもの将来に不安を感じる人も多いでしょう。

そのような親心に答えるように、世の中には「伸長法」に関する情報が氾濫しています。健康器具や運動法、サプリメント、あるいは古い言説や迷信まで、「効果的な伸長法」は多岐にわたります。しかし、その多くには医学的根拠がありません。なかには、無理な運動やサプリメントの摂取によって、健康を損なう恐れさえあるものも含まれているので、注意が必要です。

背が高くない両親のなかには、自分たちの遺伝のせいで子どもの背が伸びないと悩む人も多くいます。しかし無理な運動や怪しげなサプリメントの摂取によって、子どもの健康を害するわけにはいきません……。

私はこれまで、日本における数少ない「身長治療」の専門医として、小児科と整形外科の領域を横断しながら子どもの治療に携わってきました。平均身長を大きく下回る子を持つ親や、子どもの将来の身長に不安を覚える親から相談を受け、医学的に安全な方法で患者の身長を伸ばすことに成功しています。身長治療を行った場合、3～4カ月で2・5㎝ほど伸びるケースがほとんどです。

その経験からいえるのは、子どもの身長を伸ばすカギは、思春期前の生活習慣が握っているということです。9歳までの食事や運動、睡眠といった日常生活を見直すことで、身長の伸びは劇的に促進されます。

医学的には、身長が伸びるか否かは「成長ホルモン」をいかに多く分泌させられるかにかかっています。成長ホルモンは、主に幼児期から思春期前までの身長の伸びを支え、身体のコンスタントな成長を促す役割を持つ体内分泌物です。一般的には、身長は思春期を迎えてから急激に伸びるものと思われがちですが、この時期の成長の度合いは生まれつき決定しています。つまり、思春期に入る前の9歳までに、将来どれだけ身長が伸びるかが決まってしまうのです。

そこで本書では、生活習慣の改善だけでなく、子どもの成長に影響を与えているストレスという観点も加えて、成長ホルモンをしっかり分泌させるための生活ルールを中心にまとめました。

俗説や間違った情報に振り回されることなく、医学的根拠のある正しい情報を早い段階で得ることが、子どもを健康的に大きく育てるうえでは必須になります。

子どもの身長を気にされている多くの親にとって、本書がわが子の健やかな成長の一助となれば幸いです。

身長は「9歳までの生活習慣」で決まる　目次

［第2章］　身長が伸びない原因は、栄養不足ではなく〝ストレス〟だった

［第3章］　成長ホルモンの分泌を促進し、身長をグングン伸ばす生活習慣

［第1章］

どれだけ牛乳を飲んでも、身長は伸びない

身長は思春期になったら伸びる？

子どもの頃、背が低いのを気にしていると「成長期になれば伸びるから心配いらない」と、よく親に言われたものです。大人になって振り返ってみても、自分の身長が一番伸びたのは「思春期の頃だった」と、多くの人が口を揃えて言います。

確かに思春期には急激に背が伸び、だいたい20～30㎝は高くなるものです。服をすぐに新調した、背の順で後ろのほうになったなどのエピソードから、背の伸びた時期が記憶に残っているものです。

では、背の低い人は思春期にあまり身長が伸びなかったということでしょうか。

そんなことはありません。ほとんどの場合、背の低い人も思春期にはちゃんと伸びているのです。ただ、自分の理想とする身長にまで達しなかったために、思春期にグンと伸びたという実感が持てないのではないかと思います。

実は、成人してからの身長は、思春期からの伸びで決定するものではないのです。むしろ、思春期を迎える前までにどこまで身長を伸ばすことが出来るかが大きく影響しています。

思春期の身長の伸びには個人差があるものの、この時期には誰もがおしなべて急速に背が伸びています。その後、思春期が終わると背の伸びは止まります。そのために身長は思春期の間で決まると思われがちですが、大切なのは思春期が始まる時期なのです。

そもそも思春期とは「第二次性徴期」といわれ、身長がグンと伸びるだけではなく、子どもから大人の体へと大きく変化していく時期をいいます。これを一般には「成長期」という言い方をしています。

大人になるということは、女子では乳房が膨らんで初潮を迎え、男子では声変わりをしたりヒゲが生えてきたりします。個人差はありますが、平均的に男子は11歳前後、女子は9歳前後に思春期が始まります。

したがって、大人になれば成長が止まるわけですから、思春期は子どもと大人の狭間にあって、大きく成長すると同時に成長が止まるという、ちょっと矛盾した状態となります。そのために精神的にも不安定になりやすく、イライラしたり親に反抗するなど難しい年頃といわれるのです。

思春期は当然、日本人に限らず欧米人にも訪れます。日本人と欧米人の身長を比べると、明らかに欧米人のほうが大きいのですが、これには思春期の始まる時期が大きく関係しています。実は12歳くらいまでは、日本人も欧米人も身長にはたいして差がないのです。

ところが、日本人は欧米人より思春期を迎えるのが早いために、成長も早く止まってしまいます。これに対して欧米人は、思春期を迎えるのが遅いので、身長の伸びる期間も長くなる分、背が高くなるというわけです。

そうはいっても欧米人の子どものほうが大人びて見えますし、海外に行くと日本人は成人でも子どもに見られたりします。これで日本人が早熟といわれても、納得できないかもしれません。

その理由は残念ながらわかっていませんが、日本人は精神面で早熟だとか、小柄でベビーフェースの人が多いので子どもっぽく見えるとか、肌がきれいなので若く見えるのではないかと分析する研究家もいるようです。

いずれにせよ思春期を迎えるまでに、いかに身長を伸ばしておくかが重要なポイントとなり、思春期はいわば身長の伸びの「ラストスパート」の時期にあたります。その後、思春期が終わると骨が固まり、大人の体が完成するからです。

親の身長から子どもの身長がわかる？

いくら思春期を迎える前がポイントといっても、両親が小さければ子どもも小さいに決まっていると、遺伝を理由に諦めているケースが多く見受けられます。

確かに身長などの身体的特徴は、親からの遺伝が大きく影響しますが、背が低い要因は決してそれだけではありません。実際に、両親は背が高いのに子どもは低いケースがあれば、両親は低いのに子どもは高いケース、あるいは兄弟でも身長に差があるケースなどいくらでもあることです。

ですから、遺伝だから仕方がないと考えるのではなく、「そういう体質」であることを認識したうえで、いかにして子どもの成長を促すような生活を送るかと、前向きに捉えていただきたいと思うのです。

それでも、やはり子どもの身長が将来どれくらいになるのか、親としては知りたいところではないでしょうか。両親の影響を受けている以上、ある程度は次のような計算式で求めることができます。

●男子の場合は、（父親の身長＋母親の身長＋13）÷２±９
●女子の場合は、（父親の身長＋母親の身長－13）÷２±８

男子の±９、女子の±８の数字が、遺伝以外の要因とされています。

例えば、父親の身長が１７０㎝、母親の身長が１５０㎝としましょう。これを男子で計算してみると、（１７０＋１５０＋13）÷２＝１６６・５㎝が両親の影響、つまり遺伝からくる身長となります。

ここに生活習慣などの環境が加わることで、－９㎝で１５７・５㎝になることがあれば、＋９㎝で１７５・５㎝になる可能性もあるということです。その差は、なんと18㎝にもなるのです。

環境しだいでは、身長が男子の場合は９㎝、女子の場合は８㎝も高くなる可能性があるということです。

そう考えると、子どもの身長には環境の影響が大きく左右することがわかるのではないでしょうか。

私は、2014年6月25～27日の期間に、全国の20～50代の男女400人（各200人）を対象に「身長に関するアンケート調査」を実施いたしました。その内容は、どれくらいの人が身長について悩みや理想を抱いているかというものでした。

その結果、「現在の身長に満足している」と回答した人の割合は52・2パーセント、「満足していない」が47・8パーセントと、半数近い人が自分の身長に不満を抱いており、そのうちの88・5パーセントの人が「身長が低い」ことを理由に挙げていました。そして、「あと5㎝背が高ければ」と感じていたのです。

背の低いことを気にしている成人の希望が「あと5㎝高くなりたい」であるなら、環境によって8～9㎝も高くなる可能性を秘めている子ども時代に、それを実現させる取り組みを行うことは大いに意義のあることではないでしょうか。

子どもの頃から将来の身長が決まっているかのように諦めているとしたら、それは間違いであることをまずは認識していただきたいと思います。

背が低くなりたいヨーロッパ人

オランダなどヨーロッパを旅行したとき、男性トイレがすごく高くて、用をたすのに苦労したという話を耳にします。また、北欧の家具は素敵ですから購入する人も多いと思いますが、そのまま使用するにはテーブルや椅子の高さが日本人には高すぎて、買ったのはいいけれど使いにくいとも聞いたことがあります。

日本で作られる椅子の座面の高さは40㎝前後のものが多く、テーブルの高さも70㎝前後が大半です。これは、日本人の使い方や体形を考えて作られていますが、最近はゆったりとくつろげるようにと低めに作られているものも多くなっています。そのため、海外から輸入したテーブルの高さは75㎝くらいありますので、日本人の体形やライフスタイルには合わないことがあるのです。

日本の場合、事務所の受付やシティホテルのフロントカウンターの高さは100～110㎝と決まっており、この高さは日本人男性の平均身長を基準にして決められています。ですから、平均より背の低い男性や女性にはちょっと高く感じてしまいます。

これに対して鉄道車両の吊り革は、鉄道会社や電車の型式によって違うようですが、背の低い人でも高い人でもつかまれるようにと、高さの違う吊り革が設置されるなどの配慮がされているそうです。

ですから、公共の施設などを使ったとき、高さに不便を感じた場合は、平均より身長が低いということでしょう。

日本人がさまざまな場面で身長の低いことを気にして、背を伸ばしたいと思っているのに対して、オランダ人はもっと背が低くなりたいと思っている人が多いそうです。

世界の中で身長の高い国は、オランダ、デンマーク、ノルウェーなどで、平均身長が男性で180㎝以上、女性でも170㎝以上といいますから、日本人から見ると羨ましく思うかもしれません。

ところが、国が変われば悩みも変わるもので、オランダのクリニックには「これ以上、大きくなりたくないので身長を止めてください」と要望する人が多いというのです。日本人とはまるで逆の悩みを抱えているわけです。身長の高い人には高いなりの不便さがあり、彼らにとっては深刻な悩みなのかもしれません。

日本国内でも、年代によって身長の考え方は違ってきます。1980年代後半~90年代前半といえば、日本はまさにバブル景気に沸いていました。当時の女性たちは、高身長・高学歴・高収入を「3高」といって理想の男性の条件に挙げていました。けれども、私が行った「身長に関するアンケート調査」では、女性が理想とする男性の身長を「170㎝」と回答した女性が一番多かったのです。昔に比べて男性の身長を気にしないという、とても堅実な考え方をする女性が増えていると思われます。

身長が伸びるメカニズム

では、皆さんの関心事である身長は、果たしてどのようにして伸びるのでしょう。

身長が伸びるというのは、すなわち骨が伸びるということです。いつまで伸びるかは主に股関節や膝関節、つまり人体で最も大きな骨である大腿骨の端にある「骨端線《こったんせん》」(成長線)がカギを握っています。

子どもの骨の両端には骨端線といわれる軟骨部分があり、ここで細胞分裂が盛んに行われて骨の組織をつくっています。この部分はいずれ骨に変わっていく境目にあたる、いわば〝骨の伸びしろ〟のようなものです。

したがって、骨端線が残っていれば、まだ身長が伸びる可能性があるといえます。これは、レントゲン撮影で簡単に確認することができます。

骨端線の成長には、「成長ホルモン」「性ホルモン」「甲状腺ホルモン」という3つのホルモンが大きくかかわっています。ホルモンは体内でつくられる物質で、その多くが内分泌腺から分泌され、血液の流れに乗って全身を巡りますが、どの組織にも作用するわけではありません。ホルモンの種類によって作用する組織が決まっており、その特定の器官にだけ働きかけて体の機能を一定に保つ役目を果たしています。

成長ホルモンは、その名の通り身長を伸ばすためには最も重要なホルモンで、脳下垂体という場所から分泌されています。成長ホルモンが分泌されて血液によって肝臓に運ばれると、「ソマトメジンC（IGF-I）」と呼ばれる成長因子がつくられて血液中に放出されます。このソマトメジンCが骨に届いて働きかけることで、軟骨細胞が増殖して骨を長軸方向に伸ばしていきます。それで背が伸びるわけです。

ソマトメジンCは万能細胞のようなもので、成長段階にあるときには骨の成長を促しますが、成長が止まった後では筋肉を太くしたり、血管や神経など体の組織をつくる働きをするようになります。

わかりやすい例では、高校野球の選手たちはかなりハードなトレーニングをしているにもかかわらず、皆さんすらっとした細い体をしています。ところが、プロ野球選手になった途端、がっしりとした体形に変わっています。これがソマトメジンCの働きによるもので、思春期までは優先的に骨のほうに送られるので身長は伸びますが、骨の成長が止まると筋肉など他の組織を発達させるほうに回されるので、今度は体格がよくなるのです。

では、骨の成長を止めるのは何かというと、それが性ホルモンです。

性ホルモンは大人になるように促すホルモンで、理由は解明されていませんが思春期になると活発に分泌されるようになります。これには「男性ホルモン」と「女性ホルモン」があり、これらのホルモンの働きによって男子は声変わりやヒゲが生え、女子は胸が膨らみ初潮を迎えます。

性ホルモンは成長ホルモンの分泌を増加させたり、骨に直接働きかけたりして骨の成長を促進する働きをしています。しかし、その一方では子どもの骨を硬く成熟した大人の骨へと成長させ、身長の伸びを止める働きも担っています。思春期に入って身長がグンと伸びた後、伸び率が急激に低下するのはそのためです。つまり、身長のラストスパートをかけるのが、性ホルモンの働きということになります。

特に女性ホルモンに骨端線を閉じさせる働きがあるために、男子よりも女子のほうが早く成長が止まってしまいます。

ですから、骨端線が残っていれば思春期でも身長は伸びますが、あくまでラストスパートであり、いわば大人になるサインでもあるために2～3年で骨端線は閉じ、成長も止まります。

それに対して甲状腺ホルモンがどのような役目を果たしているかというと、骨の成長を促進したり、細胞の新陳代謝を活発にしたり、成長ホルモンの分泌を促す働きをしています。

これら3つのホルモンの働きによって身長が伸びる仕組みになっていますので、ホルモンの分泌に異常が生じると背が伸びにくくなる「低身長」（成長障害）といわれる状態に陥ってしまいます。

例えば、甲状腺ホルモンはのどにある甲状腺という場所から分泌されますが、何らかの原因で甲状腺の機能が低下すると甲状腺ホルモンが不足します。脳下垂体から分泌される成長ホルモンが不足すれば、身長だけではなく体のあらゆる成長が遅れてしまいます。また、肝臓の機能が低下すれば、ソマトメジンCがつくられなくなって骨の成長自体が阻害されます。

このように、内臓の病気であったり、染色体に異常があるといった遺伝子の問題など、さまざまな要因で低身長を引き起こします。

もしも子どもの成長が気になるときには、ホルモンの分泌に異常がないかを検査してみるとよいでしょう。病気が原因で身長が伸びない場合は、早い時期に気づいて治療を受けることで身長を伸ばすことは可能となります。

［図表1］骨端線のレントゲン写真

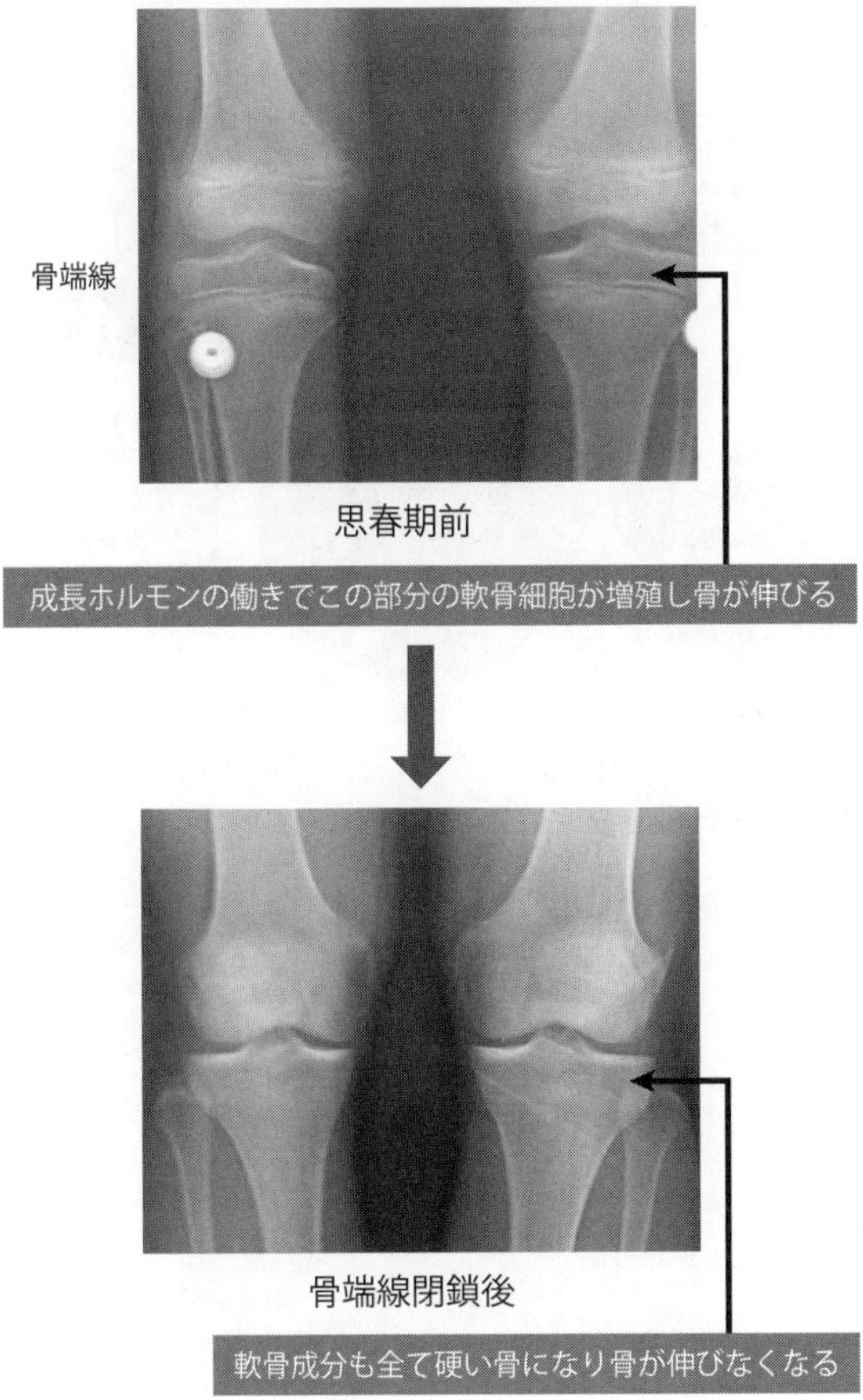
骨端線
思春期前
成長ホルモンの働きでこの部分の軟骨細胞が増殖し骨が伸びる
骨端線閉鎖後
軟骨成分も全て硬い骨になり骨が伸びなくなる

[図表2] 成長に必要なホルモンの解説図

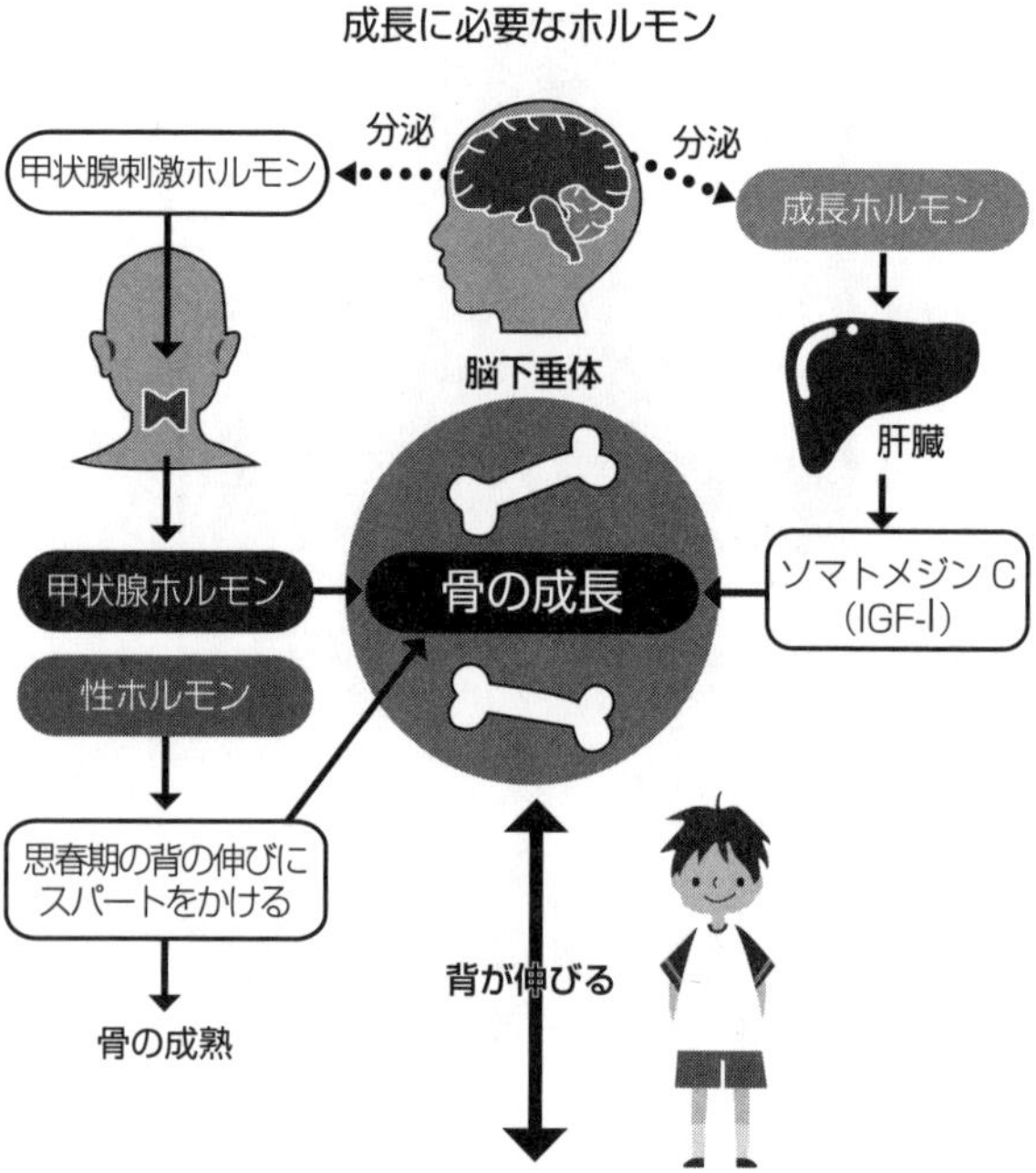

低身長が疑われるときは？

子どもの成長を妨げる原因が病気にある場合は、もちろん原因となっている病気の治療を受けるのは言うまでもありません。それと同時に、不足している成長ホルモンを体外から注射によって補充する治療なども行われます。

それには、まず検査をして詳しく調べることが必要です。最初に、問診や身長・体重測定、レントゲン検査、血液検査で体のバランスなど現状を確認します。これによってホルモンの分泌に問題があると疑われるときには、成長ホルモンの分泌能力を調べる「成長ホルモン分泌刺激試験」を行います。

この試験は、成長ホルモンの分泌を促進させる作用のある5種類の試薬を用います。飲み薬、点滴、注射のいずれかで子どもの体内に投与した後、30分ごとに2~3回採血をして、その結果で判断します。

治療の対象となるのは、成長ホルモンがまったく分泌されていない、あるいは分泌されていても基準値以下であった場合です。

そのときには、成長ホルモンは寝ている間に一番分泌されることから、寝る前に成長ホルモンを自己注射して補うようになります。そのため、事前に注射の仕方を、本人や親に対して指導が行われます。

この治療を続けていると、最初の3カ月くらいで食欲が増進したり、よく眠れるになったり、運動しても疲れにくくなるといった効果が現れます。最初の1年間で急激に身長が伸び、5~10歳くらいでは平均して通常の1・5倍の約5㎝は伸びてきます。2年目以降は緩やかな伸びにはなりますが、3年目以降では他の子どもに追いつき同等の身長になることがほとんどです。

したがって、ある程度の期間は治療を継続する必要はありますが、これによって背の低い子どもの身長を伸ばすことができるのです。

ところが、5年以上治療を続けても平均身長が男子で160・3㎝、女子で147・8㎝です。治療したにもかかわらず、−2SD以下（後で説明）が男子で38・1パーセント、女子で46・2パーセントとなっているのが現状です。

なぜ十分な成果を得られないのかというと、この治療の認知度が低いことが大きなネックになっています。早い時期に治療を開始すれば、身長の低い子どもでも巻き返すことは十分に可能ですが、認知度が低いために年齢が進んでから受診するケースが非常に多いのです。前述したように、〝骨の伸びしろ〟である骨端線がほとんど残っていない状態では、治療にも限界があります。

治療に入る時期が遅ければ、思春期の始まる時期が決まっている以上、それだけ成長を促す期間も短くなります。その結果、身長が十分に伸びきらないまま思春期を迎えることとなります。これが、治療効果を発揮できない大きな要因になっています。

この治療の対象者は保険適応となりますので、同じ年、同じ月に生まれた子どもと比較して小さいと感じたら、一度検査してみるとよいでしょう。

ここでもう一つ、低身長の要因として触れておきたいことに、早熟児・低出生体重児で生まれてきたケースがあります。

現在は医療技術も器具も発達してきましたので、昔ならとうてい助からないと思われた赤ちゃんでも命を救うことができるようになりました。たとえ22週で生まれても、生存率が高くなっています。

小さく生まれてきた子どもは、ほかの子どもに比べてスタートの時点ですでに差が生じていますが、通常は2年くらいの間で追いついてきます（これをキャッチアップという）。ところが、そこからの成長が遅れて差が開いてくるケースがあり、これを「ＳＧＡ低身長症」といって、やはり治療の対象になります。

一般には体重が２５００グラム以下で生まれた赤ちゃんを「低体重児」と呼んでいますが、この中でも母親のお腹の中にいる期間（在胎週数）に応じた本来の大きさよりも小さく生まれた赤ちゃんを、近年はＳＧＡ（Small-for-Gestational Age）と呼ぶようになりました。

わかりやすい例でいいますと、ここに２０００グラムで生まれてきた赤ちゃんが２人いたとしましょう。１人は予定よりも1カ月早く生まれ（在胎36週）、もう１人は予定日通り（在胎40週）だったとします。この場合、予定より1カ月早く生まれた赤ちゃんは、もしも予定日までお母さんのお腹の中にいたなら、もっと成長して２５００グラム以上になって生まれた可能性があるわけです。ですから、この場合はＳＧＡとはいいません。

これに対して、予定日までお腹の中にいたにもかかわらず2000グラムで生まれた場合は、同じように40週間お腹にいたほかの赤ちゃんに比べて、明らかに小さいことになります。したがって、この場合はSGAとなります。

このように、生まれたときの体重や母親のお腹の中にいた期間によって、SGAであるかどうかが決まります。

SGAであっても、多くは2歳までにキャッチアップしますが、なかにはキャッチアップせずに低身長のまま成人することがあります。

そこで、2歳を過ぎてもキャッチアップしないときには「SGA低身長症」の可能性がありますので、検査をして診断が下されると成長ホルモンの分泌を促す治療を積極的に受けることができます。

ですから、早熟児・低体重児で生まれたとしても、その後の対応しだいでは身長を伸ばせる可能性が高いのです。ただし、こうした情報を両親が知っていて、早い時期に手立てを講じた場合の話です。

［図表3］SGA低身長症の治療モデル

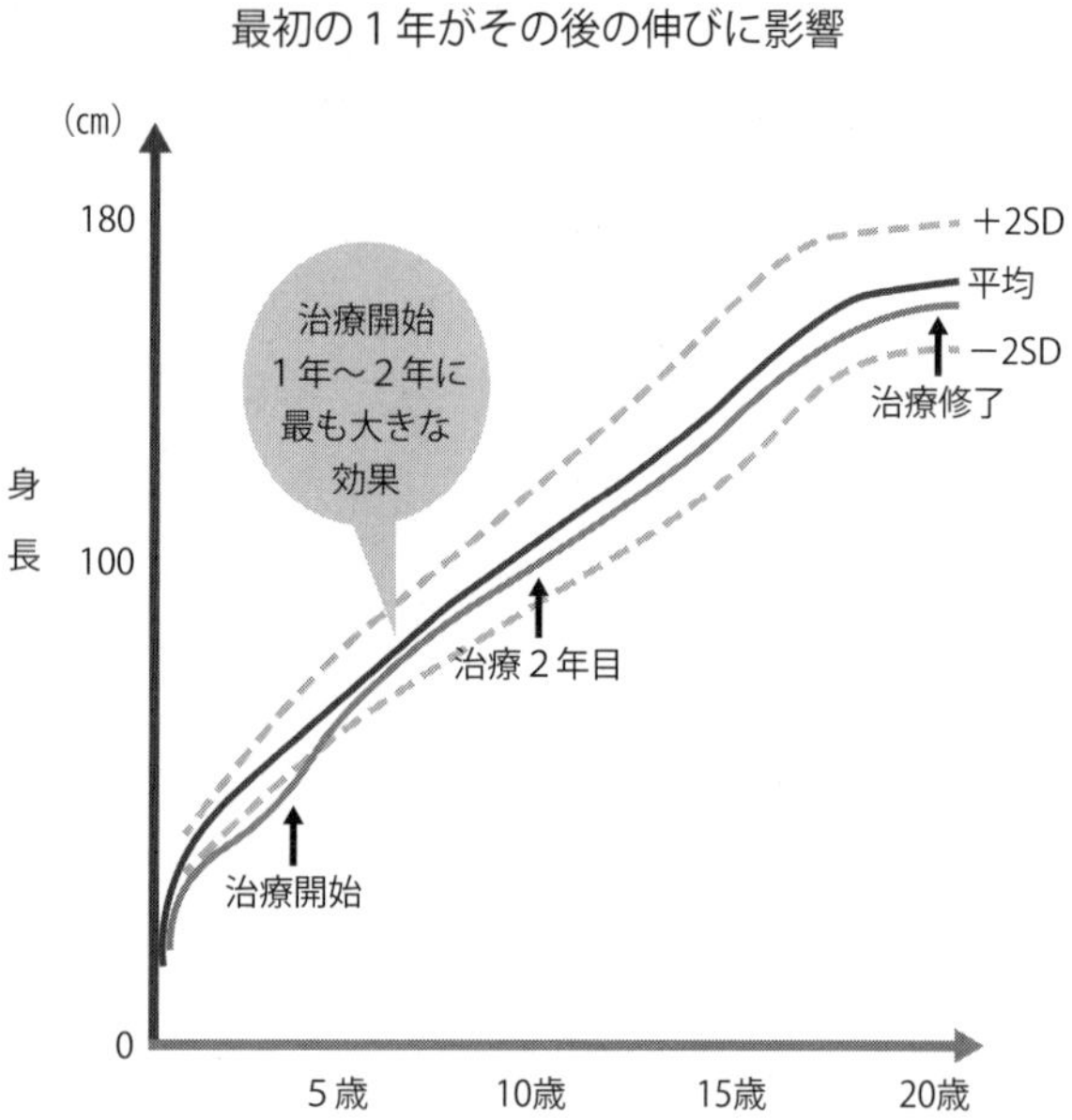

治療開始：
１年目：急速に伸びる（1.5～２倍）
２年目：ゆるやかな伸び
３年以降：他のお子様と同等

ラストスパートの目安は？

一般には思春期というと、男子なら声変わり、女子なら乳房の膨らみや初潮が一つの目安とされます。しかし、思春期の始まる前までが勝負だとすると、体に変化が表れるのには個人差がありますから、親としては、それ以前に気づくことができないものかと気になるところかと思います。

そこで、思春期（第二次性徴期）の評価として広く用いられている「タナーの性成熟度分類」があるので紹介しましょう。これは、陰毛、乳房、男性生殖器の発育を5段階に分けて評価されています。

〈陰毛〉

1度：陰毛なし。

2度：長くやや黒さを増した産毛のような真っすぐな、またはややカールした陰毛が認められる。

3度：陰毛は黒さを増し、硬くカールしてまばらに恥骨結合部に広がる。
4度：陰毛は硬くカールし、量・濃さを増し、成人と同じようになるが、大腿中央部までは広がっていない。
5度：成人と同じように広がり、逆三角形になる。

〈乳房〉
1度：思春期前　乳頭のみ突出している。
2度：蕾《つぼみ》の時期　乳房、乳頭がやや膨らみ、乳頭輪径が拡大。
3度：乳房、乳頭輪はさらに膨らみを増すが、両者は同一平面上にある。
4度：乳房、乳頭輪が乳房の上に第二の隆起を作る。
5度：成人型、乳頭のみ突出して乳房、乳頭輪は同一平面となる。

〈男性外性器〉
1度：幼児型。

2度：陰嚢《いんのう》、睾丸《こうがん》は大きさを増し、陰嚢はきめ細かくなり、赤みを帯びる。
3度：陰茎は長くなり、やや太くなる。陰嚢、睾丸はさらに大きさを増す。
4度：陰茎は長く、太くなり、亀頭が発育する。陰嚢、睾丸はさらに大きさを増し、陰嚢は黒ずんでくる。
5度：成人型となり、大きさを増すことはない。

この分類のうち、2度で思春期が始まるとされています。男子では3〜4度に身長のラストスパートが、女子では2〜3度に身長のラストスパートがかかります。

それに当てはめると、男子の声変わりの時期は4度、女子の初潮は3〜4度となり、親が子どもの変化に気づいたときには、すでにラストスパートの最終段階を迎えていることになります。つまり、思春期の始まったサインだと思っていたのが、実はピークを過ぎた後だったということになるのです。

ここを多くの人が勘違いしているために、成長期にいるのだから「今なら身長を伸ばせるに違いない」と思って受診します。しかし、それでは手遅れのケースがほとんどなのです。

また、「うちの子は親に似て〝おくて〟だから成長が遅いのかな」と呑気に構えていることがあります。

確かに、おくての子どもが多いのも事実で、一般的にいわれている〝おくて〟は心身ともに健康で、単に思春期を迎える時期が遅いだけのケースです。この場合は、ほかの子どもよりも1～2年遅れて身長がグンと伸びてきます。しかし、それにも程度があり、だいぶ遅れて思春期を迎えると、身長があまり伸びないまま止まってしまうこともあります。

なかには病気が原因で遅れていることがあり、その場合は気づいたときには低身長だったというケースがよく見られます。

目安としては、ほかの子どもと比べて、1～2年遅い程度であれば問題はありません。それ以上遅れているようなときには、専門医に相談したほうがよいでしょう。

身長は9歳までにほぼ決定している

これまで述べてきたように、思春期での身長の伸びはあくまでラストスパートです。最も重要なのは、成長ホルモンが十分に分泌され、なおかつ性ホルモンが分泌されるようになる前までの時期となります。この期間にどれくらい背が伸びたかが、思春期に入ってからの伸び方に大きく影響してくるからです。

子どもの身長が最も伸びるのは、生まれてからの1年間です。皆さんもご存じのように、生後間もない赤ちゃんの身長は50㎝ほどですが、1歳になる頃には75㎝と、1年間でなんと1・5倍も伸びているのです。その後、4歳頃になると100㎝になるのが標準的な成長パターンで、生まれたときと比べると実に2倍の身長になっています。

ここまでの時期ではまだ成長ホルモンが分泌されていませんので、子どもの栄養状態が非常に影響してきます。ミルクをよく飲んだり、離乳食や一般食をしっかり食べていたりする子どもは、やはり発育がよく、そうでない子どもとの間で身長にも差が生じてきます。ですから第1のポイントは、4歳くらいまでといえます。ここまでで大きく育った子どもは、順調に成長していけば将来も身長が高くなります。

よく尋ねられることに、母乳と粉ミルクのどちらで育てた子どもが、その後に身長が伸びているかという質問です。これが難しいところで、両者にはそれぞれメリットがありますから、どちらがよいとは一概にはいえません。

生まれてから1年くらいの赤ちゃんには免疫がないため、母乳を飲むことで母親が獲得した免疫物質を受け取っています。これによって赤ちゃんは免疫力を高め、病気になるのを防いでいるという大きなメリットがあります。

よくテレビ番組で、動物の赤ちゃんの生まれるシーンが放送されます。そのとき、生まれたての赤ちゃんはすぐに母親のもとへ行き、おっぱいを飲んでいます。この初乳《しょにゅう》を飲むことで、免疫をもらっているわけです。動物の場合は、初乳を飲まないと無事に成長することが難しいといわれています。

しかし、人間も動物の赤ちゃんも、実際にはどれくらいの量のおっぱいを飲んでいるのかわかりませんし、母親が体調を崩すなどして十分な栄養が摂れていないと母乳の出が悪くなったり、栄養成分にも影響してきます。

これに対して粉ミルクは、どれだけ飲んだかを正確に把握でき、また赤ちゃんの成長に必要な栄養もバランスよく含まれています。その半面、母親からは大事な免疫を受け継ぐことができません。

ですから、両方をうまく利用すればよいと思います。例えば、母乳だけで赤ちゃんを育てようと頑張りすぎないで、体調が悪いときには粉ミルクを活用することも、場合によっては必要です。

さて、第1のポイントを過ぎ、成長ホルモンが出始めるのは4歳前後からです。ここからは身長の伸び率は誰もがやや低下し、年間5～7㎝前後と緩やかな成長になります。この時期に、日常生活をどのように過ごしているかで成長の仕方も違ってきます。

まず、4歳頃から幼稚園や保育園に通うようになりますので、同じ年齢の子どもと比べて「うちの子は小さい」と、親が気づくようになります。子どもに好き嫌いも出始め、何でも食べる子と偏食の子、あるいは小食だったり食事自体に興味がない子では、ますます成長に大きく差が出てきます。その差は小学校に入っても縮まることはなく、そのまま思春期を迎えることとなります。

思春期では、男子は25～35㎝ほど、女子は25㎝ほどが誰でもラストスパートをかけて伸びてきます。

したがって、思春期が始まる9歳くらいが第2のポイントといえます。思春期での身長の伸び率が決まっている以上、9歳までにどれだけ背を伸ばしたかで、その後の身長が決まってしまいます。

そうはいっても、自分の子どもが果たして平均的な成長を遂げているのか、親にはわかりません。ほかの子どもと比較して、小さいから成長が遅れていると判断するしかありません。

そこで、子どもの成長をみる目安となるのが「成長曲線」（図表4）です。

成長曲線は正式には「横断的標準成長曲線」といって、年度を定めたうえで、いろいろな年齢の子どもを男女別に多数集めて身長を測定し、年齢別の平均値を曲線でつないだものです。これによって、子どもの身長が平均的なのか、高いのか低いのか、成長パターンがある程度はわかるというわけです。

平均値に対して、＋2SD、＋1SD、－1SD、－2SDの成長曲線も描かれています。SDとは標準偏差のことで、平均値からのバラツキの程度、つまり分布の幅を数値で表したものです。プラスの場合は平均よりも身長が高めの曲線、マイナスの場合は低めの曲線を描きます。

通常、＋2SDと－2SDの間に全体の約95パーセントの子どもの身長が入ることから、－2SD以下の場合は先に説明した「低身長」と判断され治療の対象となります。

図表4を見ていただくとわかるように、例えば9歳で130㎝あれば平均的身長となり、将来は170㎝程度になると予測がつきます。それとは逆に、125㎝であると－1SDとなり、将来は165㎝程度になる可能性が高くなります。

このように、身長によって成長パターンが決まってきます。9歳までに平均以上の成長曲線の範囲内に収まっていれば、将来も平均身長以上に伸びる確率が高くなりますが、平均身長より低いときにはそれよりも高くなることは望めそうにありません。

では、平均値より低い場合、親として子どもに何をしてあげられるのでしょうか。

[図表4] 子どもの成長の目安となる「成長曲線」

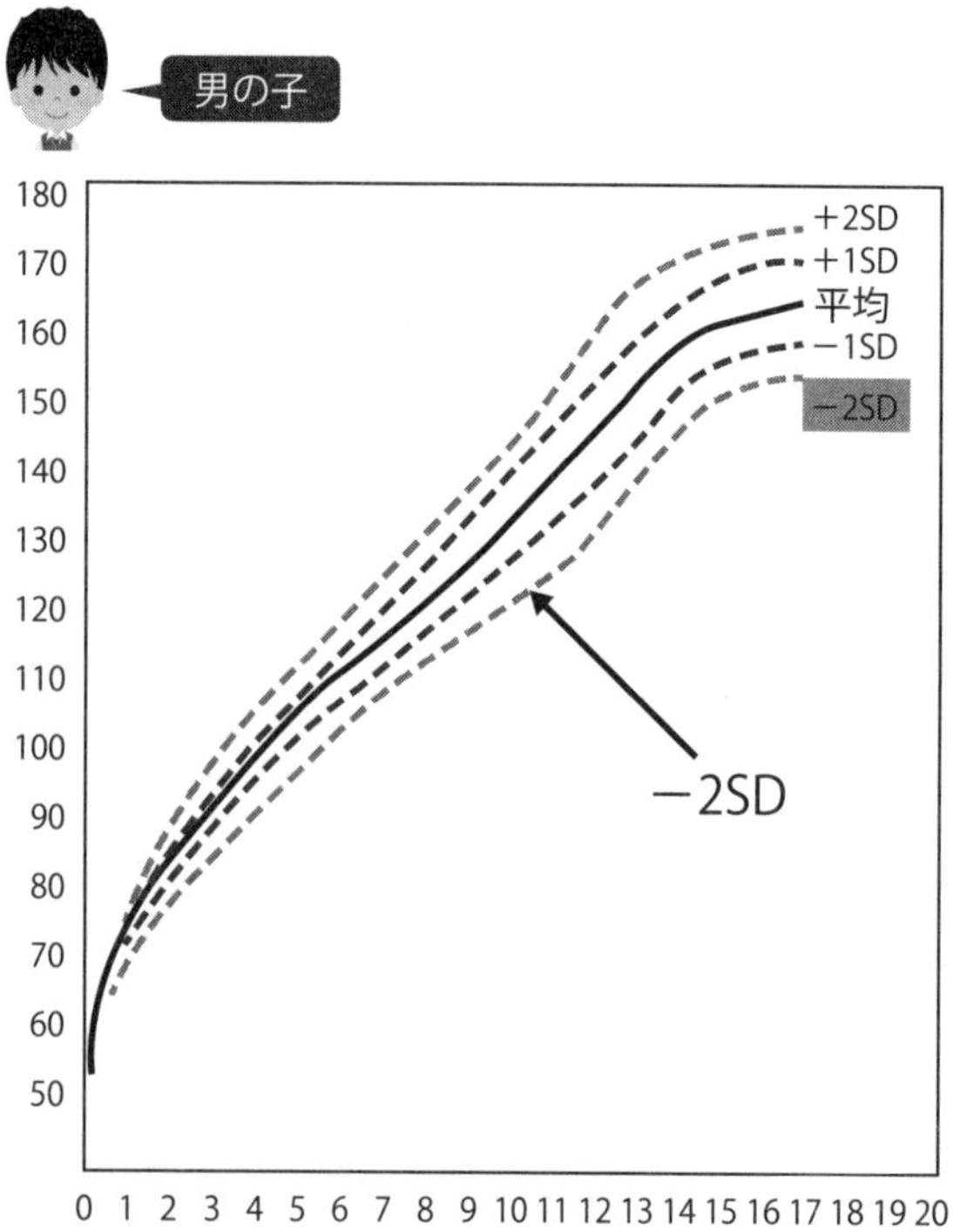

−2SDを下回る場合、治療が必要になる事があります

巷には身長を伸ばす方法や商品が溢れている

子どもの身長が平均より低くて将来が心配なとき、「身長を伸ばす効果がある」と聞けば親としては試してみたくなるものです。それで効果がないとしても、「あのとき試していれば」と後になって悔いを残すよりは、試して後悔したほうがましと考える人もいるようです。

昔から身長を伸ばすための方法は、いろいろ取り上げられてきました。特にインターネット社会である現代は、自宅にいながら世界中の情報を簡単に手に入れることができます。試しに「身長を伸ばすには」というキーワードで検索してみると、51万件以上の情報がすぐに出てきました。

なかには笑ってしまう突飛なものから、説得力があって私でも思わず信じてしまうものまであります。代表的なところでは、牛乳をいっぱい飲むとか、縄跳びをするというもの。最近では、成長ホルモンの分泌を促進するサプリメントが登場して話題にもなっています。

そこで、多くの人が信じている方法を、ここできちんと検証していきたいと思います。

●牛乳をいっぱい飲む？

子どもの頃、牛乳を飲むと身長が伸びるといわれ、いっぱい牛乳を飲んだ経験はありませんか？　自分も信じて飲んでいたように、多くの親が子どもの身長を伸ばすために牛乳を飲ませています。

身長を伸ばすには、骨を成長させること。そのため、骨といえばカルシウム、カルシウムは牛乳に多く含まれている、だから牛乳がよいという図式がすぐに浮かんで納得し、誰も疑うことはありません。

確かに、牛乳はカルシウムが豊富ですから、骨にとって重要な栄養源であることに間違いはありません。しかし、カルシウムは骨を硬く丈夫にする働きはありますが、骨を伸ばす働きはないのです。

したがって、牛乳を飲んでも直接的には身長を伸ばすことにならないのです。さらにいえば、身長を伸ばしたいがゆえに1日1リットルも子どもに飲ませるなど、度を越した行為が多く見受けられます。これでは牛乳だけでお腹がいっぱいになり、肝心の食事が摂れなくなって栄養のバランスが悪くなりますので注意していただきたいと思います。

●縄跳び等ジャンプの多い運動をする？

ジャンプは骨端線を刺激して成長ホルモンの分泌を促進するから背が伸びると、多くの人が信じているようです。

実際に、バレーボールやバスケットボールなど、ジャンプをするようなスポーツ選手には身長の高い人が多いですから、背が伸びるイメージが定着しています。

しかし、ジャンプをすると背が伸びるのではなく、身長が高いと有利なスポーツなので背の高い人が集まっているわけです。

背の高い人はそれだけで優遇されるのに対して、背の低い人はどうしても活躍する機会が少なくなります。そのためにやめてしまうケースが多く、結果として背の高い人が多く残っているといえるでしょう。

これとは逆に、体操選手に小柄な人が多いのは、そのほうが有利だからです。同じ筋力で体重も軽ければ、それだけ高く跳べます。また、体を支えてバランスもとりやすくなるため、平衡感覚が求められるようなスポーツでは小柄な選手が有利なので、最終的には残る傾向があります。

ですから、この運動をすると背が伸びるとか、伸びないということではないのです。そもそも骨端線を刺激したところで、成長ホルモンの分泌量は増えたりしません。先に説明したように、骨を伸ばすには成長ホルモンが肝臓に届いてソマトメジンCがつくられることが大切なのです。

●剣道は身長を縮める?

重い防具をつけて行う剣道や、タックルの多いアメリカンフットボールなどは身長を縮めたり、伸びようとする動きを妨げてしまうのでよくないと信じている人がいるようです。実際に、私もよく尋ねられるのですが、これも大きな誤解です。剣道やアメフトの選手に身長の高い人が多いことは、皆さんも試合などを見ていてわかるのではないでしょうか。

身長は、寝ている間に最もよく伸びますので、昼間の運動種目は関係ないのです。例えば、寝ている間もずっと頭を押さえつけているような状態を長く続けていた場合は、身長が伸びなくなる可能性も考えられます。しかし、このような特殊な環境は、常識的にはあり得ません。ですから、剣道を続けていても身長はちゃんと伸びます。

●ぶら下がると身長は伸びる？

ひと昔前には、ぶら下がるだけで健康になれるという健康器具が流行りました。それは、ぶら下がることで自分の体重によって背骨の骨と骨の間にある軟骨組織が伸ばされ、胴も伸びるので胃腸の調子がよくなるという触れ込みでした。

背筋が伸びて気持ちがよいとか、背が伸びたという噂が広まり、一時は子どもたちが鉄棒にぶら下がるなどブームにもなったことがありました。

確かに、猫背の人がぶら下がり運動をすることで姿勢がよくなり、身長が高く見えることはあるでしょう。これは、単に猫背が改善されて本来の身長に戻っただけのことなのです。

また、軟骨組織の一つ一つは伸びたり縮んだりしますから、定期的にぶら下がっていると軟骨組織が伸びている時間が長くなる分、身長が伸びたように感じることがあります。しかし、実際には身長が伸びたわけではないのです。

なかには、逆さまにぶら下がると脳に血液がたくさんいくようになるので、脳を刺激して成長ホルモンの分泌が高まるという方法まであります。言うまでもなく、これにも効果があるとする医学的な根拠はありません。

●成長ホルモンの分泌を促進するサプリメントを摂取する？

代表的なサプリメントには、「アルギニン」があります。確かにアルギニンは、成長ホルモンが正しく分泌されているかどうかを調べるために用いられる「成長ホルモン分泌刺激試験」の試薬としても使用されています。

しかし、分泌刺激試験に用いられるアルギニンの量は、体重1キロあたり0・5グラムです。例えば、体重30キロの子どもでは15グラムを注射します。これに対して販売されているサプリメントに含まれるアルギニンの量は、1カプセル当たり5ミリグラムほどですから、量的にも全然足りません。

しかも、サプリメントのように口から摂取した場合は体内で代謝されるため、血液中にはわずかな量しか残らないのです。

このようなことから、サプリメントでは成長ホルモンの分泌を促すには至りませんし、信頼できる学術雑誌等にも報告された記録は残っていません。つまり、科学的にも立証されてはいないのです。

また、成長ホルモンそのものが含まれているサプリメントも登場しているようです。しかし、成長ホルモンはタンパク質ですから、口から入ると肉や魚と同じように唾液や胃液で分解され、栄養素としてのアミノ酸になるだけのことです。

ですから成長ホルモンを体内に投与する場合は、必ず注射なのです。もしも口から摂取することが可能なら、糖尿病の治療薬であるインスリンの錠剤があってもいいはずです。なぜなら、成長ホルモンとインスリンは分子構造が一緒だからです。

糖尿病の患者さんにとって、インスリンは生命にかかわる薬です。そのため、決められた量のインスリンを毎日注射しなければなりません。そのインスリンの錠剤が存在しない以上、成長ホルモンのサプリメントが存在することはあり得ません。

なかには、成長ホルモンを鼻や口に噴霧するスプレーも出回っていますが、これも効果は全く期待できません。

これらのサプリメント等商品に関しては、小児内分泌学会でも効果がないという公式見解を発表しています。

このように、ほとんどの方法が医学的な根拠のないものでした。こうした情報に惑わされるのは、正しい知識を持っていないからではないでしょうか。皆さんには、何が本当で何が間違いなのかを正しく判断できるようになっていただきたいと思います。

成長ホルモンの分泌を促すには「睡眠・栄養・運動」が大事

では、医学的な根拠に基づいた、身長を伸ばすための正しい方法とは何でしょう。

それにはまず、「睡眠」が重要となります。なぜなら、成長ホルモンは昼間よりも夜間、しかも寝ている間に多く分泌されるからです。「寝る子は育つ」といいますが、これは医学的にも証明されている事実なのです。

また、起きているときには下半身の骨に体重がかかっていますが、横になって寝ることで縦方向の重力から解放され、骨はもちろん、体を休めることにもなります。

成長ホルモンは、免疫力を高めたり、細胞の修復や再生といった体のメンテナンスをする働きも担っていますので、十分な睡眠をとることは丈夫な体をつくるうえでも大切なことなのです。

睡眠には、レム睡眠とノンレム睡眠の2つがあります。レム睡眠は、目玉がキョロキョロと動き、脳は起きていますが体は寝ている状態の浅い睡眠です。ノンレム睡眠は、目玉も動きませんし、脳も体も寝ている状態の深い睡眠です。成長ホルモンは、深い睡眠のときに分泌されるため、質の良い睡眠をとる必要があります。

さらに、成長ホルモンは寝ている間だけではなく、食事の後や運動の後といった体の反応に合わせても分泌されるため、規則正しく食事を摂り、運動をすることで昼間も分泌することができるのです。

つまり、成長ホルモンの分泌を促して身長を伸ばすためには、睡眠と食事と運動の3つが必要不可欠というわけです。ところが、これらの基本的な生活習慣が乱れているケースが実に多く見受けられます。

食事の面では、絶対に朝食を摂ることです。小・中学生の時期は、食習慣が完成する重要なときであるにもかかわらず、朝食を食べている小学生の割合は90パーセントなのです。この数字は大きいように思えますが、成長過程にあって十分な栄養を必要とする時期ですから、本来は100パーセントでなければなりません。

平成22年度の日本学校保健会による「児童生徒の健康状態サーベイランス事業報告書」によると、朝食を食べない理由として「食べる時間がない」「食欲がない」が挙げられており、約80パーセントを占めていました。その原因となっているのが「夜更かし型の生活」で、これは睡眠時間が短いことにもつながっています。

また、食事の内容ですが、炭水化物と脂肪を摂りすぎる傾向にある点も気になるところです。実際に、日本人の食卓に並ぶ食事内容の統計を取ったところ、圧倒的に穀類や炭水化物、脂肪が多く、タンパク質やビタミン、ミネラルが十分に摂れていないことがわかりました。

タンパク質は、骨や筋肉など体をつくる材料となり、背を伸ばす役割も果たしているばかりか、成長ホルモンの分泌を促す働きもしています。そのため、タンパク質が不足すると骨の成長にも影響し、結果として背も伸びなくなるのです。

成長期である子どもの食事は、何を食べたかが大切で「ご飯をおかわりしているから大丈夫」とはいえません。栄養バランスのよい食事こそが背を伸ばすカギにもなります。

また、食欲がない原因の一つには、運動不足も挙げられます。日中に運動をしていると、それだけエネルギーを消費しますので食欲が増進するほか、適度に体が疲れて眠気を促し、質の良い睡眠が取れるようになるのです。ですから、運動も必要となります。

運動によって得られる効果には、筋力をつける、基礎代謝を高める、心肺機能を強くする、平衡感覚を養う、ストレス発散になるなどが挙げられます。

それが近年、運動能力が低下している子どもが増えているのです。文部科学省が行っている「体力・運動能力調査」によると、子どもの体力・運動能力は昭和60年頃から現在まで低下傾向が続いています。

現在の子どもと親の世代とを比較してみると、ほとんどの項目において子どもの世代が親の世代を下回っています。その一方、身長や体重など子どもの体格は、逆に親の世代を上回っています。

このように、体格は向上しているにもかかわらず、体力・運動能力が低下していることは、身体能力の低下が深刻な状況であることを示しています。

成長ホルモンは運動後にも分泌されるうえ、深い睡眠をもたらして夜にたくさん分泌を促す働きをしているため、日中に適度な運動をすることも大切です。

それでは、どのような運動を行えばよいかというと、子どもが興味を持って続けられれば何でも構わないのです。継続することで成長ホルモンの分泌が安定し、身長もすくすくと伸びていきます。

ところが、お話ししたような睡眠・食事・運動をきちんと実践しているにもかかわらず、身長が伸びないことがあります。いくら身長を伸ばす３つの条件を満たしていても、それを妨げる要因があったのです。実は、その要因こそが最も深刻な問題となっています。

それが何かを、次章で詳しく見ていきましょう。

［第2章］

身長が伸びない原因は、栄養不足ではなく〝ストレス〟だった

10年前から日本人の身長は伸び悩んでいる

日本人は欧米人に比べて背が低いばかりか、〝胴長短足〟〝がっしりした体形〟というのが、日本人の特徴とさえいわれていました。

けれども近年は、欧米人に引けを取らないほど日本人も手足が長く、スマートで背の高い人が増えてきたことを、皆さんも感じているのではないでしょうか。

厚生労働省による「国民健康・栄養調査」を見ると日本人の平均身長（30歳代）は、1950年では男性が160・3㎝、女性が148・9㎝でしたが、2010年には男性が171・5㎝、女性が158・3㎝と、60年の間で約10㎝も伸びています。

その背景には、高度経済成長があります。この時期を境にして、日本人の食生活が大きく変化しました。それまでは穀類を中心とした植物性食品を摂ることが多かった食事に、肉や乳製品などの動物性食品が多く加わりました。これによって、子どもたちの栄養状態が劇的に改善されたのです。

こうしたこともあって、牛乳をはじめとする乳製品や肉類を摂る食生活が、外国人のような体形をつくると思うようになったのかもしれません。

また、当時は遊び道具が少ないうえに、テレビの子ども向け番組も夜は7時台で終わってしまいましたので、子どもたちは夕方まで外で走り回って遊んだ後、お腹がすいて家に帰り、ご飯をいっぱい食べて早く寝るという生活が一般的でした。それが、自然と身長を伸ばす条件を満たしていたと考えられます。

この成長は、遺伝的要因が強いといわれる身長も、環境によって改善できることを物語っています。

ところが、戦後から一貫して右肩上がりに伸び続けてきた日本人の身長が、実は2005年前後で止まってしまっていたのです。60年前からの身長と比較していくと、確かに日本人の身長は高くなっています。しかし、近年の成長率だけを見ると、子どもたちの身長が伸び悩んでいるという現実があるのです。

文部科学省が発表した「平成26年度学校保健統計調査」によると、日本の児童の身長は平成6~13年度あたりをピークに、その後は横ばいとなり、ここ10年以上も変わっていないことがわかりました。むしろ、「日本人の身長はこれ以上伸びない」だけでなく、「今後は低くなる可能性が高い」という驚くべき見解も出てきています。

学校保健統計調査は、満5歳から17歳までの児童を対象に、身長や体重、肥満傾向などについて毎年実施しているものです。平成26年度の調査結果では、17歳男子の平均身長が170・7㎝、女子が157・9㎝でした。それが、平成10年では17歳男子が170・9㎝、女子が158・1㎝ですから、男女ともに0・2㎝低くなっていることがわかります。

順調に伸びていけば、あと数年で欧米人に追いつける体形までできていたにもかかわらず、ここにきて失速したのはなぜでしょうか。

ここにも、やはり環境が大きく影響しています。

毎日、身長に悩んでいる子どもたちを診察していると、多くの場合で日常生活の中に身長の伸びを妨げる原因があることに気づきます。もちろん睡眠不足や運動不足、栄養バランスの悪い食事などは成長ホルモンの分泌を妨げるものですが、それ以上に厄介なものがあったのです。

それが「ストレス」でした。

ストレスは、大人でも眠れなくなったり、胃が痛くなるなど体調を崩すほど心身の健康に悪影響を与えます。ましてや成長期にある子どもの心身は敏感なため、いくら栄養バランスに気を配っても、体内でうまく代謝できなければ成長ホルモンの分泌は減少してしまいます。

特に、成長ホルモンは寝ているときに多く分泌されるため、ストレスによって睡眠の量や質が低下すると、身長を伸ばすうえでは大きなマイナス要因となるのです。

なぜストレスで成長ホルモンの分泌が悪くなるのか

適度なストレスは私たちによい刺激となって〝やる気〟を起こさせますが、過度のストレスは血管を収縮して血流を悪くしたり、胃液の分泌を低下させて胃壁を傷つけるなど体調を崩す原因になります。しかし、これは一種の防御反応でもあるのです。

太古に人類が過酷な環境下で生き延びるために獲得した反応で、命にかかわるような危険にさらされたとき、すぐに逃げられるように体を緊張状態にするシステムと考えられています。例えば、街を歩いていて怖そうな人と肩が触れて、因縁をつけられたとしましょう。このとき、あなたの心臓は口から飛び出しそうなほどドキドキして心拍数や血圧が上がり、冷や汗は出るし、喉はカラカラに渇いてきます。

これは、原始時代にオオカミなどに襲われたとき、逃げるか戦うかの判断を瞬時に下して、行動を起こすための臨戦態勢でもあります。現代は山奥にでも入らなければクマなどに襲われることはありませんが、身を守るシステムとして体に刻まれ、怖い目に遭ったり、受験や面接などの大事な場面になると強い緊張状態となります。

このようなストレスに反応して体をコントロールしているのが「自律神経」です。自律神経は、生命活動にかかわる全身の機能を調整する働きを担っており、私たちが起きていても寝ていても、また無意識の状態でも呼吸や心拍、発汗、血圧、体温、内臓の働きなどを常によい状態に保ってくれています。こうして自律していて自分の意思ではコントロールできないので、自律神経と呼ばれています。

ところが、意識しても自分では調整できないにもかかわらず、私たちの精神状態には敏感に反応します。驚いたときにドキドキしたり、悲しいと涙が出るのも自律神経の働きによるものです。

自律神経には、「交感神経」と「副交感神経」の2種類があり、交感神経は体を活発に働かせる方向に働き、副交感神経は体を休ませる方向に働き、両者はシーソーのようにバランスを取り合っている関係にあります。

日中は主に活動モードの交感神経が優位になって適度な緊張状態をつくり、〝やる気〟を起こさせています。一方、夜になると主にリラックスモードの副交感神経が優位になって緊張を緩め、休息をもたらすように体の機能を調整しています。

しかし、ストレス社会の現代においては、交感神経が優位の状態が続いています。例えば、夜中まで起きていたりすると、本来は副交感神経が優位の時間帯なのに交感神経が優位のまま緊張状態が続きます。そのために布団に入っても頭や目がさえて眠れなくなり、睡眠不足を招いています。

体が緊張状態のときは、臨戦態勢にあるため血管も収縮して血行が悪くなりますし、呑気に食事を摂っている状態ではありませんから消化器官の働きも抑えられて消化不良になったり、食欲がなくなったりします。

しかも、神経系は単独で働いているわけではなく、常にホルモン系と連動しており、ストレスがあると交感神経の働きによって血管を収縮させたり、筋肉を興奮させる作用のあるアドレナリンなどのホルモンの分泌が促されて体を緊張状態にします。なかでも、生体リズムに合わせて分泌されるコルチゾールというホルモンの分泌量が増加します。

コルチゾールは、炭水化物やタンパク質、脂質の代謝をコントロールしている、生体にとって必要なホルモンですが、増えすぎると成長ホルモンの分泌を抑制する作用があるのです。さらに、睡眠ホルモンといわれるメラトニンにも影響を与え、不眠を引き起こすことでも知られています。

ですからストレスは、子どもにとっても成長を妨げる大きな要因となるのです。

子どもの睡眠時間が減っている

現代は24時間営業の店が溢れるなど社会全体が夜型化しており、多くの人の睡眠時間が減少傾向にあります。こうした環境の変化は、子どもの生活にも多大な影響を与えています。

公益社団法人日本小児保健協会の調査によると、夜10時以降に就寝する子どもの割合が、1歳6カ月、2歳、3歳でも半数を超えており、乳幼児の生活時間までも夜型化していることが明らかとなりました。

1～3歳といえば、最も急速に身長が伸びる大事な時期であり、本来は14時間くらいの睡眠が必要です。それが、夜遅くまで起きていたのでは、背が伸びるチャンスをみすみす手放してしまうことになります。「寝ない子は育たない」というわけです。

その傾向は年齢が進むにつれて顕著になり、小・中・高校と学年が上がるにしたがって就寝時間もますます遅くなっています。翌日は学校がありますから早く起きることを考えると、子どもたちは慢性的な睡眠不足に陥っているといえるでしょう。

実際に、眠気を訴える子どもが多いという報告もあるのです。朝すっきり起きられずに何度も起こしてもらったり、食欲が出なくて朝食をあまり摂らないといった弊害も出てきています。

本来、7～12歳では11時間の睡眠が必要です。しかし、現在は平均して8時間35分しか睡眠時間がとれていません。13～18歳でも9時間は必要なところ、7時間45分の睡眠時間となっているのが現状なのです。

これは世界的に見ても少なく、ＯＥＣＤ（経済協力開発機構）加盟国と比較したところ、日本人の睡眠時間は韓国と並んで最下位となっています。一番睡眠をとっている中国との間では、1時間以上も差が生じていました。

子どもの就寝時間が遅くなる主な理由は、塾に通っていたり宿題をするなど遅くまで勉強をしていたり、部活動で帰宅が遅い、家でずっとゲームをしている、テレビを見ている、なんとなく起きている、などが挙げられています。

なかには、「親の寝るのが遅いから」というケースも多く見受けられ、どうやら親の生活習慣が子どもに影響している可能性も大きいようです。例えば、親が残業等で帰宅が遅いことも影響しています。特に母親が働いている家庭では、お母さんの労働時間が長いほど22時以降に就寝する子どもの割合が多くなっています。

今後、女性の社会活動はますます活発になると思われますので、親のライフスタイルによって子どもの睡眠も大きな影響を受けることは意識しなければなりません。

睡眠不足は、身長だけではなく、食欲不振、注意や集中力の低下、疲労感などをもたらします。子どもの場合は、眠気をうまく意識することができないためにイライラしたり、ときには多動・衝動行為となって表れることもあるのです。

ストレスは睡眠不足を招く一方、睡眠不足が精神的にもイライラさせてストレスを生じさせるという悪循環をつくり、これが子どもの成長の大きな妨げにもなっています。

病気がストレスになることもある

私たちは、日中は活動して、夜には眠るという規則的なリズムの中で生きています。この生体リズムは、1日24時間にセットされている「体内時計」（時計遺伝子）の働きによってもたらされています。

ところが、太陽が出ると昼、太陽が沈むと夜という地球のリズムは約25時間のため、生体リズムとの間では1時間ほどズレが生じます。この1時間のズレを、朝に太陽の光を浴びることで、脳では毎日24時間に体内時計をリセットしています。

朝起きて目から入った光の情報が脳に送られると、体内時計を直接調整しているメラトニンというホルモンが分泌されます。メラトニンは睡眠ホルモンといわれ、朝に目覚めて明るい光を浴びることで、約14時間後から徐々に眠気を感じるように体内時計をセットしています。

ですから朝に規則正しく起きて光を浴びることで、体内時計をリセットしなければ生体リズムに乱れが生じ、体を一定の状態に保てなくなるのです。その結果、体調を崩したり病気になったりするわけです。

生活リズムが不規則な子どもは、毎日の体内時計の時間合わせがまちまちのため、寝つき時間も目覚め時間もますます不規則になっていきます。特に週末に寝坊をする子どもは、体内時計を整えるための光（太陽光）を浴びる機会も逃してしまいますので、夜更かしに拍車がかかります。

夜更かしの子どもの多くは、寝不足を週末に解消する傾向があります。平日に比べて週末に3時間以上遅くまで寝ている子どもは、睡眠不足があると考えられます。週末に遅くまで寝ていると、その日の夜に眠れなくなり、月曜日の朝をつらい思いをして迎えることとなります。

1週間の始まりから生体リズムが乱れ、それが学校に行くという規則正しい生活を送ることで、週の後半になってようやくリズムが整ったところに、また週末に夜更かしをしてリズムが乱れるという悪循環が、常に子どもを睡眠不足の状態にしていると考えられています。

子どもの睡眠不足は、主に生活習慣や睡眠習慣に起因しますが、ときには病気によるストレスが原因の場合もあるのです。例えば、アトピー性皮膚炎の子どもでは、夜に痒《かゆ》みが出るケースが多く、痒みで眠れなくなることがあります。また、鼻炎や喘息《ぜんそく》で呼吸が苦しいために睡眠を妨げられることもあります。

なかには深刻な病気が睡眠障害を引き起こすことがあり、その代表が睡眠時無呼吸症候群です。この病気は肥満ぎみの成人がなると思われていますが、実は小児の2パーセントで睡眠時無呼吸症候群がみられ、重度の場合は日中の集中困難や学習能力の低下を招いています。このほか、アデノイドといって喉の扁桃《へんとう》肥大によって睡眠障害が起こることもあります。この病気の特徴はイビキが大きいことですので、子どもが大きなイビキをかいているときは、この病気を疑ってみるとよいでしょう。たとえアデノイドだったとしても、手術によって治すことは可能です。

病気によるストレスで睡眠不足が引き起こされている場合は、まずその治療を受けることが大事なことは言うまでもありません。

思春期が早まっている

子どもの睡眠不足が懸念されている理由の一つには、「思春期が早まっている」ことが挙げられています。

現在、思春期が始まる年齢は、男子で11・6歳、女子で9・9歳となっています。つまり、この年齢で男性ホルモン、女性ホルモンがすでに出てきていることになります。女子が初潮を迎える年齢は、現在12・24歳です。1900〜1930年の間では15〜16歳でしたが、1930〜1950年では13歳、1960年代では12・5歳と、だんだん早まってきています。

性ホルモンが分泌されるようになるのは思春期が始まったサインですから、身長もラストスパートに入ります。それが早まるということは、身長が伸びる期間がより短くなることを意味しています。例えば女子の場合、10歳で思春期を迎えれば、だいたい12〜13歳で大人の体になって身長の伸びも止まることになります。

もともと日本人は早熟のために思春期を迎えるのが早いといわれていますが、それに近年は睡眠不足などの環境の変化が加わったことで、より思春期が早まることに拍車をかけているのです。

思春期には脳神経のネットワークが成熟し、第二次性徴期が始まります。この時期に睡眠不足になると、メラトニンの分泌が抑えられるため、性的成熟が早まって思春期も早く迎えるといわれています。

メラトニンは、眠りを促す働きをしていることから「睡眠ホルモン」ともいわれ、分泌が不足すると睡眠障害を起こすことで知られていますが、ほかにも性腺抑制作用があるとされています。そのため、睡眠不足によってホルモンバランスが崩れ、成長ホルモンだけではなくメラトニンの分泌も減少することで、思春期が早まっているのではないかと指摘する専門家もいるのです。

精神的に不安定な思春期に、体と脳が未熟なままで性的成熟だけが早まると、心身のアンバランスを起こしやすくなります。

よく耳にするのは、学校でほかの女子の胸は平らなのに、自分だけ胸が膨らんでいて大人の体をしていることに違和感を持ち、ほかの子と違うと自分を否定することです。それくらいの年頃は、女子では特に「みんなと同じでいたい」という思いが強いため、自分は違うから学校に行きたくないと不登校になるケースがあるのです。

また、心はまだ子どもなのに体は大人という状況は、ストレスをうまく解消できないために、特に男子の場合は暴力に訴えることがあります。

そればかりか、生活習慣病など大人がなる病気に子どもがなるという、病気の低年齢化も危惧されているのです。

その兆候は、すでに表れています。近年では小児肥満が深刻化しており、メタボリックシンドロームとの関連が問題視されています。そのため、新たに小児期メタボリックシンドロームの診断基準が設けられるなど、早期発見・早期予防の取り組みが厚生労働省によってスタートしています。

小児メタボリックシンドロームを防ぐには、大人と同様に生活習慣の改善が必要です。朝食を摂らないことや、夕食時間、睡眠時間が遅くなることで、小児期メタボリックシンドロームが促進されることがわかっているからです。

また、脂肪や塩分の多いスナック菓子などの間食が増えたり、外に出ないで部屋にこもってゲームをしているなど運動不足になっていることも、子どもの肥満を助長していると考えられています。

肥満になると成長ホルモンの分泌が低下するとともに、早熟傾向となって早く大人の体になることもすでにわかっています。その結果、背の伸びる期間も短くなります。

こうしたことからも食習慣や運動習慣を見直し、子どもの頃から健康的な生活習慣を心がける必要がありますが、その肥満の原因の一つにはストレスによって偏食や過食になるといったこともあるのです。

現在は世界一の長寿国ですが、このままでは将来的に寿命が短くなる可能性さえあります。そう考えると、身長を伸ばすことは決して個人的な悩みではなく、その背景には社会全体で解決しなければならない、さまざまな問題が潜んでいるともいえるのです。

その中で、親として家庭で改善できることを考えていただければと思います。

［図表5］小児期メタボリックシンドロームの診断基準（6～15歳）

必須項目
• ウエスト周囲径 中学生 80cm 以上／小学生 75cm 以上 もしくは ウエスト周囲径（cm）÷ 身長（cm））＝ 0.5 以上
選択項目（下記項目のうち2項目以上）
• トリグリセライド（中性脂肪）：120mg ／ dl 以上かつ／またはＨＤＬコレステロール：40mg/dl 未満 • 収縮期（最大）血圧：125mmHg 以上かつ／または拡張期（最小）血圧：70mmHg 以上 • 空腹時血糖：100mg ／ dl 以上

親の知らない子どものストレス

では、子どもはどんな場面でストレスを感じているのでしょう。

これには、親にはわからない学校や塾など家庭の外で起こっているものと、親が原因など家庭内で起こっているものの、2つに大きく分けることができます。

家庭の外で感じるストレスの多くは学校でのことで、新学期を迎えてクラス替えがあり、新しいクラスに馴染めなかったり友達がなかなかできないと、疎外感からストレスが強くなることがあります。

友達関係でも、みんなと同じでありたいがゆえに、無理をして合わせているケースがあります。例えば、最近は子どもも携帯電話を持っていますからメールでやりとりをすることがあり、すぐに読んで返事をしなければ無視されることがあるようです。そのために片時も携帯を手放さず、食事中もチェックをしていたり、寝る直前までメールを見ていることで睡眠不足になっています。

こうしたことから、親と協力して夜の携帯電話の使用を禁止するといった取り組みを、学校全体で行うところも出てきました。

また、子どもに人気のテレビ番組を見ていないと、翌日に学校での話題についていけなくなることもあるそうです。

「早く寝なさい」と親が注意するのはたやすいことですが、それで子どもが仲間外れになることも現実には起こっているのです。

ストレスは友達関係だけではありません。授業中に、みんなの前で先生に怒られたり、笑われたりして恥ずかしい思いをしたという話をよく耳にします。

私の患者さんの中にも、モデルになりたいという夢を抱いていた女の子がいました。彼女はそれを作文に書いたところ、「そんなに背が低いのでは無理!」と、先生がみんなの前で発表して笑われたといいます。そのときは女子の間から「先生ひどい!」と声が上がったおかげで先生も謝り、その場は収まりました。それ以来、その子が先生を嫌いになったのは言うまでもありませんが、「何か言うとまた笑われる」という思いが強くなり、みんなの前で発言ができなくなりました。

こうした大人の心無い言動が、子どもの自尊心をどれほど深く傷つけていることでしょう。ときには、それがきっかけとなってクラスの生徒たちにからかわれ、いじめに発展して不登校になるケースもあるのです。

さらに、部活でも悩みを抱えていることがあります。背を伸ばしたいという思いでバレー部やバスケ部に入ったものの、背が低いためにレギュラーになれないなどチャンスを与えられなかったり、ミスをすると「小さいから届かないのだ」と身長のせいにされたりすることがあります。身長が伸びるまでは我慢して続けるべきか、それともやめたほうがいいのかと、子どもなりに葛藤があったりします。

ときには先輩の言うことには逆らえないと雑用ばかりをさせられたり、コーチが怖いなど、子どもの世界はまさに大人社会の縮図のように、さまざまな場面で精神的にも肉体的にも傷つき、ストレスになっています。

こうしたことは子どもが話してくれなければ、親はなかなか気づくことができません。子どもなりにプライドもあって親には話せない、あるいは親に心配をかけたくないという思いから、一人で悩んでいることもあります。

しかし、日頃から子どもとコミュニケーションが取れていれば、ちょっとした子どもの変化に親なら気づき、守ってあげられるのではないでしょうか。

特に9歳くらいまでであれば、親の介入の仕方によっては解決できる問題も多いように思われます。

ストレスが及ぼす深刻な影響

大人がそうであるように、子どもにとっても家庭は一番安心できる居心地のいい場所です。それにもかかわらず、子どもは家の中でもストレスを感じることがあるのです。

よくあるケースでは、引っ越しをした、両親が離婚した、父親が転勤で単身赴任をしたなど、家庭環境が大きく変わったときです。新しい環境に順応できないと情緒不安定になり、一時的に身長の伸びが停止してしまうことがあります。

このような場合は、早く気づいて治療を受けることで、また元のように身長は伸びていきます。しかし、新しい環境になかなか馴染めずにいると、気持ちも落ち込んで睡眠不足に陥り、成長ホルモンの分泌が悪くなってしまいます。

家庭の中でのストレスでは、皆さんも覚えがあると思いますが、兄弟げんかもときには子どもの心を傷つけることがあります。ほとんどの場合で「お兄ちゃんなのだから」「お姉ちゃんなのだから」と、上の子は下の子に譲ってあげたり、我慢を強いられることが多いものです。兄弟の年が離れていれば理解もできますし、逆に弟や妹の面倒を進んで見るなど可愛がりますが、年が近いと兄弟でもライバルになることがあり、比べられると一方が劣等感を抱くケースも見受けられます。

また、家庭内には問題がなくても、塾や習い事をしていて、子どもの能力や資質に合わないときにはプレッシャーを感じることもあります。例えば、塾の勉強についていけないとか、習い事を続けていても一向に上達しないとき、親が「もっと頑張りなさい」と励ますつもりでかけた言葉に、子どもが追い詰められてしまうのです。

このようにいろいろな場面で、子どもはストレスを感じるものです。そんなとき、子どもときちんと向き合い、話に耳を傾けてあげることで、子どもの気持ちは落ち着いたりします。子どもにもそれぞれ個性があり、闘争心が強くて逆境になると燃えて頑張れる子もいれば、心が折れて押し潰されてしまう子もいます。

こうした子どもの性格を見極め、その子に合った言葉のかけ方や接し方をするためにも、親子のコミュニケーションを日頃から取っていることが大切です。

それが、ひいては子どもを精神的に安定させ、成長ホルモンの分泌を促すことにもつながるからです。

ところが、親自身がストレスの原因になっている場合は、子どももなかなか親には言えず、心の中に抱え込んでしまうことがあるのです。

その一つが、両親の仲が悪いことです。夫婦げんかを見るのは子どもにとって何よりもつらいことです。それが離婚にまで発展するようなことにでもなれば、なおさら子どものストレスはピークに達します。

両親の仲が悪く、母親が父親の悪口を子どもに聞かせたり、夫婦げんかの絶えない家庭では、子どもは絶えず精神的に不安定な状態が続きます。そのような子どもは、無意識のうちに早く大人になろうとして、思春期が早まる傾向にあるのです。これを「思春期早発」といいます。

思春期早発は、父子家庭や母子家庭の場合でも起こることがあります。親が一人で働きながら自分を育ててくれている姿を見て、子ども心に「早く大人になって親をラクにさせてあげたい」と強く思い、早く思春期を迎えてしまうのです。

例えば、このような報告もあります。父親を病気で早くに亡くし、母親と妹の三人で暮らしていた10歳のA子さんは、朝から晩まで働いている母親を助けようとして、家の中のことを進んで手伝っていました。

妹の面倒もよく見ていましたし、近所の人にも明るく挨拶をするしっかり者のよくできた子どもで、それが母親の自慢でもありました。

こういう母親の期待を裏切ってはいけないという気持ちと、疲れているのに心配をかけてはいけないという気持ちから、A子さんはいつも笑顔で泣き顔を見せることはありませんでした。母親が帰ってくると甘えている妹を、いつも眺めていました。

そんなある日、A子さんが友達と一緒にいるところを見かけた母親が、〝みんなより小さい〟ことに気づいたのです。それで思春期早発とわかり、治療を行っていました。

このように、親にとっては自慢できるほど非の打ちどころのない子どもでも、頑張りすぎればストレスになってしまうのです。

それとは逆に、無意識に「大人になりたくない」と思うケースもあるのです。例えば、親が再婚したときなどです。父親と子どもの二人暮らしの家庭に、父親が若い女性と再婚して新しいお母さんがやって来ました。

それまでは父親の言うことをよく聞く手のかからない子どもだったのに、若いお母さんができた途端に反抗しはじめ、何を聞いても泣いてばかりいるようになりました。これは幼児に逆戻りした状態で、やはり成長が遅れてしまうのです。

さらに深刻なのは、親から愛情を得られずに過ごしていると、子どもは「愛情遮断性低身長」という病気になる危険があることです。これは、家庭内に問題があるなどで、親の愛情を十分に感じられない子どもが、精神的ストレスから成長を阻《はば》まれてしまう病気です。

その最たるものが親から虐待を受けているケースで、そういう子どもは愛情遮断性低身長になりやすいのです。

「私たちは子どもを愛しているから、その心配はない」と思われたかもしれませんが、その愛情がちゃんと子どもに伝わっているでしょうか。

実は、親は子どもを愛していて虐待などしていなくても、いつも親が忙しくしていて話を聞いてもらえなかったり、食事を一人あるいは兄弟だけで食べて寂しい思いをしていたり、兄弟げんかをするといつも一方的に自分ばかりがしかられる、将来のためになるからと無理やり塾や習い事をさせられているなど、子どもからすると親の愛情を感じられないときにも、愛情遮断性低身長になることがあるのです。

親のほうでは愛情を注いでいるつもりでも、受け取る側の子どもがそれを感じられないようでは意味がありません。

ですから、子どもにストレスがなく、健やかに伸び伸びと育つには、両親の仲が良く、子どもにもいっぱい愛情を注いで、それが子どもに伝わって笑い声の絶えない環境を整えることが大事なのです。なぜなら、親の愛情は子どもにとって何よりの精神安定剤になるからです。何も言わなくてもギュッと抱きしめてあげるだけで、子どもの心は安心感に包まれて安定します。

何事も「強制」した途端、ストレスになる

さて、身長を伸ばすためには、睡眠、食事、運動、そしてストレスを和らげてあげる親の愛情が必要と説明してきました。

このようにお話しすると、条件ばかりに目を奪われ、それを何としてでも満たそうとして家庭内で厳しいルールをつくって実践しようとします。

ルールをつくるのはいいことで、私もぜひ設けていただきたいと思っています。しかし、その方法が極端なもので、子どもが窮屈に感じたり、一方的に親が決めたものでは成功に導くことが難しくなります。

例えば、「寝る時間だから早く布団に入りなさい」「栄養を摂らないといけないのだからしっかり食べなさい」「運動が大事なのだから外で遊びなさい」などと、ただ口うるさく言うだけでは、子どもも納得していませんから守れなくなります。

どんなによいことであっても、強制するのは逆効果となります。それがかえってストレスとなり、子どもの成長を妨げるマイナス要因へと変わってしまうからです。

食事の面では、子どもの好き嫌いが出始めるのはだいたい3~4歳の頃ですが、この時期に「ニンジンは栄養があるのだから食べなさい」とか、「残さず食べないと大きくならないよ」などと注意しながら食べさせていると、子どもはストレスを感じて食事の時間が憂うつになってきます。それを食事のたびに繰り返されることで、やがて食事自体に興味がなくなり、食事中に食べ物で遊んだりして小食の子になる可能性があるのです。

こういう子どもが小学校に上がって給食になると、食事に興味がないために食べるのが遅く、みんなが食べ終わって遊んでいるなか、まだ食べているという状況をしばしば招きます。なかには、大きくなるようにと牛乳を毎日たくさん飲まされていた子どもが、牛乳嫌いになった例も報告されています。

食事は、成長に必要な栄養を摂るものである以上に、生命を維持するための大事なエネルギー源です。これが十分に摂れていなければ身長を伸ばすどころか、体の各器官が働けなくなり丈夫な体さえつくれなくなります。

親に考えていただきたいのは、まず食事の時間が待ち遠しく思えるような楽しい食卓にしたうえで、好き嫌いをせず何でもきちんと食べる習慣をつけさせることです。

運動にしても、体を動かして汗をかくことの爽快感を味わうなど、スポーツに興味を持たせることが先決です。

そもそも運動がなぜ大事かというと、体を細胞レベルで発達させるからなのです。

私たちの体は、約60兆個の細胞でできているといわれています。その一つ一つの細胞の中には遺伝子が収まっている核があり、周りにはいろいろな組織があります。その一つが、ミトコンドリアというエネルギーの生産工場のような組織です。

ミトコンドリアは、食事から摂取した栄養素と呼吸から取り入れた酸素を使ってエネルギーをつくりだしています。そのエネルギーを利用して、私たちは体や脳を働かせて生命活動を営んでいます。

ミトコンドリアの数は一つの細胞に対して一つというわけではなく、たくさん存在していますが、運動量によって増えたり減ったりしています。したがって、運動をしてミトコンドリアの数が増えると、それだけエネルギーの生産能力が高まり、代謝も良くなって体の機能も向上します。その半面、運動をしなければミトコンドリアの数は少なくなるため、いくら食事をたくさん摂ってもエネルギーをつくりだすことができず、脂肪として体内に蓄積されていきます。

特に筋肉は、人体で最もエネルギーをつくりだす器官でもあるので、使わないとしぼんでしまうだけではなく、ミトコンドリアも活動できませんから効率よくエネルギーがつくられず、体温を保つことも難しくなります。

実際に、キリンMCダノンウォーターズ株式会社が小児科医を対象に行ったアンケートによると、約80パーセントの小児科医が「低体温の子どもが増えた」と回答したそうです。一般的に子どもの平熱は36・5～37℃前後ですので、平熱が36℃を切ってしまうと低体温と言わざるを得ません。

子どもが低体温になってしまうと、朝起きるのがつらい、疲れやすい、集中力がない、すぐにカッとなるなど、さまざまな症状を引き起こします。その主な原因も、朝食を抜いたり夜遅くまで起きていたり、運動不足や偏食など、不健康な生活習慣が挙げられています。

運動することはミトコンドリアを活性化させ、続けることでさらに増やすことにもつながります。

そうなれば、心臓も肺も肝臓も筋肉の細胞にもミトコンドリアは存在しますので、基礎代謝が上がって体温も上昇するほか、有酸素能力や呼吸能力、心肺能力も上がります。つまり、運動は全身の細胞が活性化し、すべての機能を向上させるわけです。

そして、運動をした後はお腹も空きますので、食事も美味しくたくさん食べられ、ますます増えたミトコンドリアがエネルギーをつくりだすという好循環が生まれます。

また、運動はストレスを発散させ、適度の疲労感をもたらすことで、質の良い睡眠がとれるようにもなるのです。

このように、睡眠・食事・運動はつながっており、お互いに影響し合って機能しています。どれが欠けても支障をきたすため、これらを日常生活にバランスよく取り入れて習慣化し、ストレスのかからないようなルールづくりが大切なのです。

子どもには不安だらけの社会環境

家庭でできることは積極的に取り組んでいただきたいと思いますが、親ができることには限界があり、実践するには心配なところがあるのはいなめません。

現代は交通手段が発達していますので、電車やバス、車を使って簡単に移動できるようになりました。家の中でも、便利な電化製品が普及したおかげで、家事の効率もよくなりました。しかし、これは同時に体を使う機会を奪うこととなり、意識して体を動かすようにしなければ運動不足を招き、肥満を引き起こす原因にもなってしまいました。

これは、子どもも例外ではありません。だからといって、「家の中でゲームばかりしていないで外で遊んでおいで」と言ったところで、周りを見渡せばビルばかりで、遊ばせる場所というと公園ぐらいしかないのが現状です。

私の自宅付近にある公園でも、年齢の異なる子どもたちが大勢遊んでいますが、近くには必ず母親たちの姿があります。お母さん同士でおしゃべりをしながらも、目線は常に子どもに向けて見守っているのです。

ご存じのように、子どもが行方不明になる事件が多発していますので、子どもたちだけで遊ばせるのは危険だというのがその理由でした。

昔なら、子どもが遊べる空き地もあり、また地域の子どもたちの顔は近所の大人たちが知っていたもので、危険なことがあれば誰かしら注意をしたり、知らない人と話しているのを見かけると声をかけて確認してもらえました。

親が留守をするときも、近所の人が子どもの面倒を見てくれたりして、みんなで子どもを守り、事故を防いでいました。

ところが現代は、地域社会が機能しなくなり、声をかけようものならプライバシーの侵害だと親に怒鳴られるなど、逆にトラブルの原因となるために無関心でいるようになりました。

何より、今の子どもたちは塾や習い事で忙しく、夕食まで外で遊んでいる時間などありません。夜遅くまで塾に通っていれば、食事の時間も遅くなり、それから入浴して就寝となれば睡眠時間も短くなるのは当然です。そこには、運動する時間や友達と遊ぶ時間などが入る余地もありません。

それに加えてライフスタイルも変化し、今や女性が結婚後も仕事を続けるのが一般化しています。むしろ、女性が支えている企業も増えているのではないでしょうか。子育てをしながら仕事を続けていれば、母親自身にも過度のストレスがかかっています。

忙しいときや疲れているときなどは、出来合いの総菜で食事を済ませたいと思うのは無理からぬことです。実際に、加工されたインスタント食品などを使う機会が増えてきました。とても便利で重宝しますが、子どもの頃からこのような食品ばかりを摂っていると、栄養に偏りが出るだけではなく、味覚異常になることもあるのです。

特にインスタント食品などは味が濃い傾向にあるため、そういう味に慣れてしまうと家で食べる食事の味を薄く感じ、美味しいとは思えないので食欲がわかなくなります。

さらに、冷蔵庫を開ければジュースや炭酸飲料が入っており、喉が渇けば自由に飲めてしまいます。外に出ていても、至る所に自動販売機やコンビニがありますから、子どもでもお菓子や飲料水など好きな物を買って食べられる環境です。

それが、塩分や糖分の摂りすぎとなり、小児期メタボリックシンドロームが増えている原因と考えられます。

こうした背景で成長した子どもは、精神面での発育もアンバランスになりやすく、物事の善しあしの判断ができにくくなり、道徳心の欠如といった見過ごせない事態が起きやすくなるとも指摘されています。

このように、子どもにとって伸び伸び育つには程遠い環境といえます。それが、日本人の身長が伸び悩んでいることにつながっていると思えてなりません。もはや家庭の問題にとどまらず、社会全体で子どもをどのようにして守っていけばよいのかを、真剣に考える時期にきているのではないでしょうか。

環境を整える延長線上に、子どもの身長を伸ばす要因もあると考えられます。そのなかで、子どもの心身を守ると同時に身長が伸びるように、家庭内で親としてできることを行っていただけたらと思います。

［第3章］

成長ホルモンの分泌を促進し、身長をグングン伸ばす生活習慣

規則正しい生活リズムが成長ホルモンの分泌量を増やす

人が健康を維持するためには「規則正しい生活」を送ることが大切です。しかし、なぜ〝規則正しい〟ことがそれほど重要なのか、その理由を理解している人は意外と少ないように思われます。

規則正しい生活を送ることとは、生活リズムを一定に刻むことです。これによって、心身のバランスが常に整った状態を維持できるようになるからです。

昨年はラグビーの日本代表が大活躍して、五郎丸歩選手の独特のポーズが話題となり、そのときに「ルーティン」という言葉も盛んに取り上げられました。ルーティンとは、決められた一連の動きという意味です。

特に有名なのが、大リーグで長年活躍しているイチロー選手のルーティンです。イチロー選手がバッターボックスに入るときの独特のスタイルはよくモノマネされますが、すごいところは練習内容も毎日同じなうえ、食事も朝食は毎日カレーを食べていたというほどの徹底ぶりです。

また、中日ドラゴンズの元監督・落合博満さんは、現役を引退したときに「これ（ルーティン）をやるのが一番つらかった」と語っていました。つらくても決めたことを行わないと調子が狂い、いい成績を残せないそうです。

このように、トップアスリートの多くは生活をルーティン化しており、これが自己管理につながることを知っています。

生活リズムを一定に刻むのは、私たちの体に備わっている生体リズムを整えることにあります。そのなかで、「成長ホルモンの分泌」というキーワードでみていくと、朝食後、昼食後、運動後、夕食後、睡眠中に分泌されますので、食事、運動、睡眠の3つが重要になります。

最も成長ホルモンが分泌されるのは睡眠中ですが、特に眠りについてから2時間後がたくさん分泌されます。それには睡眠のリズムも必要ですが、寝ているときのリズムは日中の生活リズムをそのまま反映しています。そのため、日中に食事を抜いたり、寝る時間もまちまちだったりと不規則な生活を続けていると、睡眠中のリズムにも乱れが生じます。その結果、成長ホルモンの分泌が減少することとなります。

成長ホルモンが分泌される条件は、血糖値が下がるとき、深い眠りのとき、運動をしているときの3つが必要です。

第1章で、成長ホルモンの分泌量を調べるのに5種類の試薬を用いた「成長ホルモン分泌刺激試験」を行うと説明しました。実は、この検査は試薬によって人工的に食事中、睡眠中、運動中の状態をつくることで、その後に分泌される成長ホルモンの量を測定するというものなのです。用いられる試薬は、アルギニン、クロニジン、L－DOPA、インスリン、グルカゴンの5種類となります。

まず、アルギニンは、血管を拡張して血流を良くし、エネルギーの産生をスムーズにする働きがありますので元気が出ることから、栄養剤などにも用いられています。それでサプリメントが登場したわけです。この試薬を投与することで、運動をしているときと同じ状態の体にして成長ホルモンを分泌させています。

次のクロニジンとL－DOPAは、筋肉を緩めたり血圧を下げたりする働きがありますので、副交感神経が優位となり体をリラックスさせ、寝ているときと同じ状態をつくって成長ホルモンを分泌させています。

そして、成長ホルモンは食後に血糖値が上がり、インスリンによって血糖値が下がると初めて分泌されるため、血糖値を上げる働きをしているグルカゴンと、血糖値を下げる働きをしているインスリンを用いて食後の状態をつくり、成長ホルモンを分泌させています。

このようにして1日のリズムを試薬でつくって成長ホルモンの分泌量を測定することからも、睡眠中、運動後、食後に、いかに成長ホルモンが分泌されるかがわかるのではないでしょうか。

[図表6] 成長ホルモン分泌量と睡眠サイクルの関係

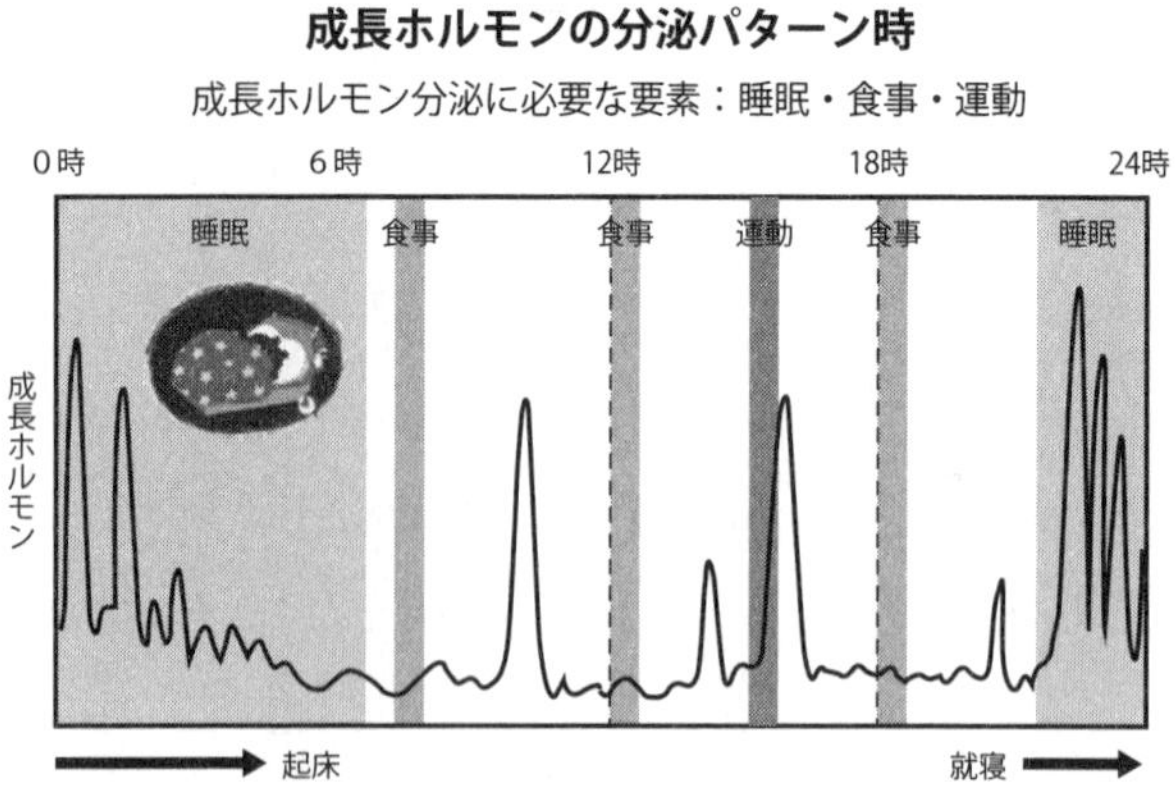

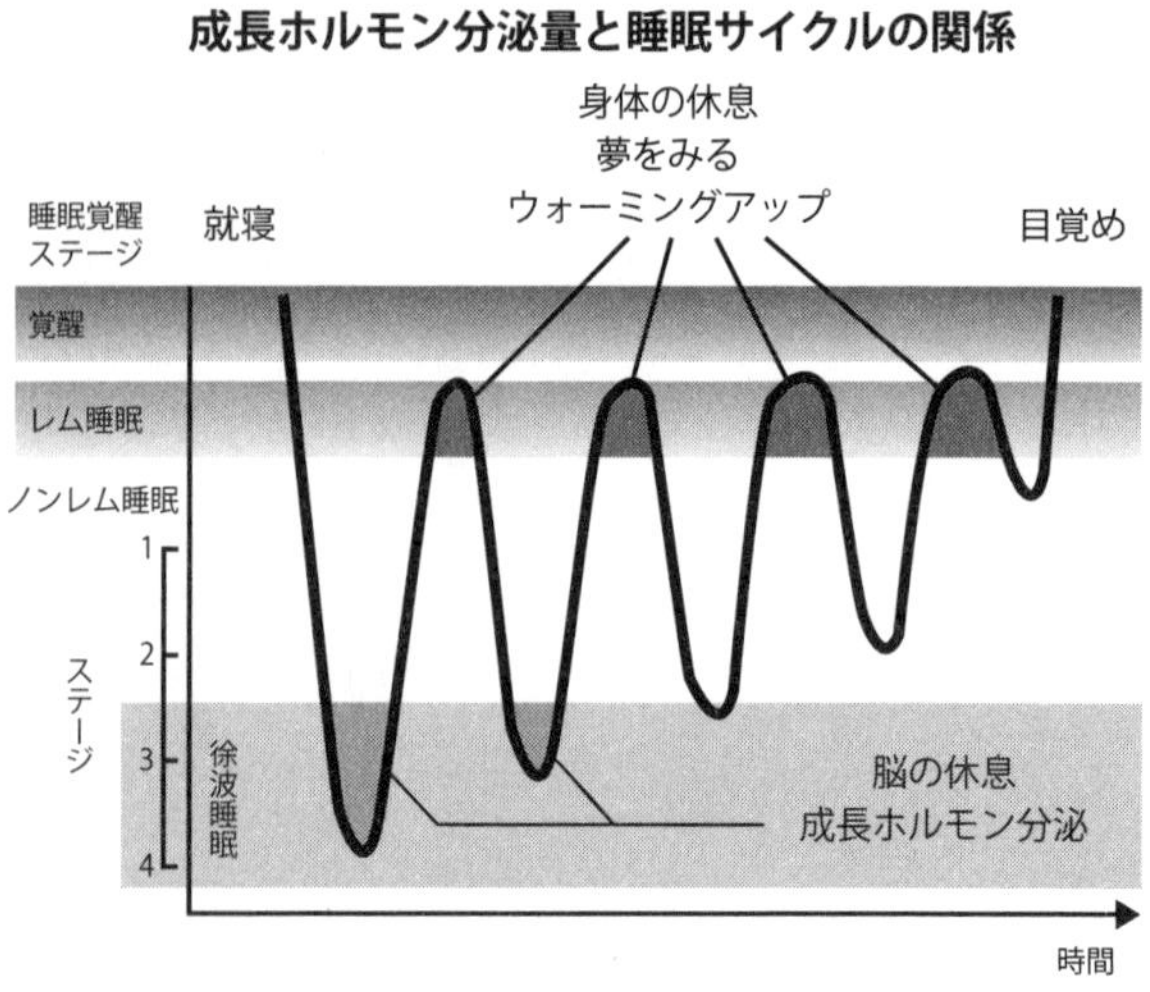

ストレスを軽減し身長を伸ばす家庭環境づくり4つのポイント

1．睡眠時間をしっかり定める

親なら誰しも「早寝早起き」が子どもの心身の健康に良いことはわかっています。しかし、塾や習い事に通っていたり宿題をするなど、どうしても寝る時間が遅くなってしまうのが現代社会に生きる子どもたちです。

それは仕方のないことですが、遅いなりにも決めた時間に寝て、決めた時間に起きる習慣をつけ、最低6時間は睡眠時間を確保することが重要です。

なぜかというと、6時間以下の睡眠では脳ストレスが高くなり、成長ホルモンの分泌も悪くなることがわかっているからです。

人は、眠ることによって疲れた脳と体を休ませています。睡眠には、深い眠りの「ノンレム睡眠」と浅い眠りの「レム睡眠」の2種類があります。眠りにつくと、まずノンレム睡眠が現れ、次にレム睡眠へと移行します。これら性質の異なる2種類の睡眠を周期的に一晩で4~5回、一定のリズムで繰り返されています。

ノンレム睡眠は、主に脳と肉体の疲労を回復させ、免疫力や新陳代謝を高める働きをしています。特に大事なのが、眠りについた後の最初の2時間のサイクルで、この時間に質の高いノンレム睡眠をしっかりとることで、脳を十分に休ませることができ、効果的に疲労回復が図れます。

また、損傷を受けた細胞や組織を修復したり、身長を伸ばす働きをしている成長ホルモンがたくさん分泌されるのも、最初のノンレム睡眠のときです。

だからといって、単にたくさん寝ればよいというものでもなく、「就寝時間」と「起床時間」、「リズム」が大切です。同じ睡眠時間でも、夜10時に寝て朝6時に起きるのと、夜9時に寝て朝5時に起きるのとでは、夜9時に寝たほうが深い睡眠を得られることが確認されています。また、8時間睡眠でも毎日起きる時間がまちまちでは生体リズムが乱れ、体調を崩す原因にもなります。

毎日一定の時間に起きることで生体リズムを保つことができ、夜11時に寝ても毎日5時に起きるようにすれば、6時間睡眠でも疲れがよくとれるといわれています。

そこで、まずは**起きる時間を決める**ことから始めましょう。毎朝同じ時間に起きて窓を開け、太陽の光を浴びることで生体リズムが整ってくれば、約14時間後には眠気をもようになりますので自然と寝る時間も定まってきます。

こうして起きる時間と寝る時間が決まって規則正しい睡眠の習慣が身につけば、それに合わせた日中の過ごし方も変わってくるでしょう。

これは、土日などの休日でも守ることが大切です。せっかく身についた睡眠リズムも、休日に遅寝遅起きをしたのでは乱れてしまって月曜日の朝がつらくなります。どうしても睡眠が足りずに眠くなるときは、昼寝を30分くらいして補うようにするとよいでしょう。それ以上寝ていると、夜の睡眠に影響しますので注意してください。

深い眠りを得るために

睡眠時間だけではなく、睡眠の質も身長の伸びに大きく関係します。成長を妨げないためには、子どもが深く眠れるように落ち着いた環境をつくることも大切です。

まず大切なことは、寝る2時間前は脳に刺激を与えないこと。脳が興奮して交感神経が優位な状態になると寝つきが悪くなってしまうため、パソコンやテレビなどの電子機器を使わないようにしましょう。

また、朝起きて光を浴びることで体内時計にリセットされていますので、夜にパソコンやテレビ、明るい蛍光灯の光を長時間浴びていると、生体リズムも乱れてしまいます。

このほか、寝る前の食事やおやつも控え、就寝の2時間前までに済ませるようにしましょう。寝る直前に食べると、血糖値を上げて成長ホルモンの分泌がうまくいかなくなる恐れがあるうえ、消化されない食べ物が胃に残った状態で寝ることになり、深い眠りを妨げてしまいます。

そして、子どもがオネショをしたときも、起こさないようにしてください。布団を濡らしたくないとか、子どもの自尊心を傷つけないようにと、夜中に起こしてトイレに行かせることがありますが、これもよくありません。せっかく深い眠りに入って成長ホルモンの分泌が高まっているところで起こすのは、成長ホルモンの分泌を妨げてしまうからです。

実際に、夜中に起こされている子どもは、身長が伸び悩みやすいといわれています。

また、寝ている間には、尿をコントロールしている抗利尿ホルモンというホルモンも出ています。このホンモンは、尿の量を減らす作用があると同時に、成長ホルモンの分泌を促す働きもあります。つまり、夜中に起こすと抗利尿ホルモンも少なくなって、余計にオネショをしやすくなるという悪循環に陥ってしまうのです。

深い眠りに入ると、成長ホルモンと抗利尿ホルモンが同時に分泌されますので、しだいにオネショは止まっていきます。

ですから、神経質に考えず、オネショをしたとして起こさずに下着やパジャマ、シーツなどの濡れたものを静かに取り替えて、そのまま寝かせるようにしてください。

2. 週に2回は家族全員で食卓を囲む

共働き世代が増え、親の仕事の都合や子どもの塾通いなど、家族といえどもライフスタイルが異なることで、家族全員が揃って食卓を囲む機会が減りつつあります。

子どもが一人で食事をすることを「孤食」といい、最近の研究では、孤食の子どもは精神的に不安定になりやすく情緒が乱れることがわかってきました。家族での会話をする場がなくなり、コミュニケーション能力や社会性が育たなくなるともいわれています。

また、たとえ家族が揃って食事をしていても、お父さんは黙って新聞を読み、家族はテレビを見ながら言葉を交わすことなく食べていたのでは孤食と何ら変わりません。最近では、食事中に携帯電話でメールをしながら食べている子どもが増えているとも耳にします。

これは、保育所に入所している5歳児クラスを対象（保護者が回答）とした「保育所における児童の栄養・健康状態及び食育に対する意識・ニーズの実態に関する調査」（日本栄養士会全国福祉栄養士協議会）ですが、それによると朝食を「母親とほぼ毎日食べる」子どもの割合は72・6パーセント、「父親とほぼ毎日食べる」子どもは32・2パーセント、夕食を「母親とほぼ毎日食べる」子どもは89・7パーセント、「父親とほぼ毎日食べる」子どもは34・6パーセントと、朝食・夕食ともに母親に比べて父親と食事をする機会が少ないことが明らかとなりました。

また、朝食のときに楽しい会話をするかどうかについて、両親との食事の回数別にみると、「両親ともほぼ毎日」の家庭では「楽しい会話をする」と回答した人の割合は53・9

パーセント、「両親のどちらも週1回以下」の家庭では「楽しい会話をする」は23・1パーセントと、両親ともに毎日そろって朝食を摂っている家庭のほうが楽しい会話をする頻度の高い子どもが多かったのです。

夕食についても朝食と同様に、「両親ともほぼ毎日」の家庭では食事のときに「楽しい会話をする」家庭の割合が80・4パーセントと高く、朝食に比べて夕食のほうが食事のときに楽しい会話をしていることがわかりました。

それが、小学校、中学校に上がると家族で食事を摂る機会が少なくなります。小学校5年生、中学校2年生を対象とした「平成22年度『児童生徒の食事状況等調査』」（独立行政法人日本スポーツ振興センター）によると、小学校5年生では朝食を「家族で食べている」のは55・6パーセント、「一人で食べる」のは15・3パーセント、「子どもだけで食べる」のは25パーセント。夕食では、「一人で食べる」は2・2パーセント、「子どもだけで食べる」は4・1パーセントです。

中学校2年生では、朝食では「家族で食べている」のは、41・8パーセント、「一人で食べる」が33・7パーセント、「子どもだけで食べる」が19・7パーセント。夕食では、

「一人で食べる」が6パーセント、「子どもだけで食べる」が4・9パーセントでした。

これでは食事に興味がなくなって、食事の楽しさを知る機会が失われてしまいます。大切な家族と一緒に「今日こんなことがあった」と会話をしながら食事をすることで、子どもは肉体的にも精神的にも料理の美味しさを感じます。食事が楽しいと感じ、待ち遠しい時間にするためには、家族が一緒に食事をすることが大切なのです。

子どもと共に食事を摂っていると、好き嫌いがわかるほか、いろいろなことが見えてきます。子どもが何を考え、何に興味を持っているのか、どんな友達と付き合っているのかを知る絶好の機会です。また、今日はいつもより食欲が落ちているけれど体調が悪いのではないか、あるいは悩み事があるのではないかと気づけます。これも、子どもの「いつもの状態」を知っていればこそ、その変化に気づけるというものです。

そこで、毎日は難しいのであれば、**少なくとも週に2回は家族が揃って食卓を囲む**ようにしましょう。特に父親と食事を摂る機会が少ない子どもにとっては、大切な会話をする時間と認識するようになり、「こんなことを話そう」「あんなことを教えてもらおう」と楽しみに待つようにもなります。

そのときはテレビを消して、家族の時間を楽しんでください。子どもの話に耳を傾けて理解を深めることは、子どもが親の愛情を感じて「どんなときでも自分を守ってくれる」と安心感に包まれ、ストレスが軽減されます。

そのためには、食事中にお説教や注意は控えるようにしましょう。多くの場合で食卓は「しつけ」の場になりがちです。好き嫌いを指摘したり、箸の持ち方が悪い、肘をついて食べるのはお行儀が悪いなど、口うるさく言うと食事が苦痛になってしまうからです。

その前に、食事の楽しさを感じさせることが大事なのです。食事を通じてよい親子関係が築けた後に、嫌いな野菜があるならその理由を聞いたり、お行儀の悪いことをしたときには「なぜいけないのか」を説明するなど、折をみて徐々に直していくようにすればいいのではないでしょうか。

朝食は必ず摂って食事のリズムを身につける

成長期の子どもにとって、食事はとても重要です。特に朝食は1日のスタートを切るためのエネルギー源ですから、必ず摂らせる必要があります。朝食を抜いてしまうと、前日の夕食が6時だったとしたら、翌日の昼食（12時として）まで18時間もお腹に食べ物が入らない状態になります。

これでは体力が持ちませんし、頭も働かなくなるばかりか、体内で成長ホルモンをつくるのに必要となる栄養素も不足して、十分に分泌することができなくなります。

朝食には、主に次のような役割があります。

●脳を活発に働かせる

脳はエネルギー消費が大きく、寝ている間にも働いてエネルギーを消費しています。ですから朝食を摂らないと、脳がエネルギー（ブドウ糖）不足になって活発に働くことができなくなります。そうなれば当然、学力も低下します。

●睡眠によって下がっている体温を上げる

寝ている間に体温は下がっています。朝食を食べることによってエネルギーがつくられ、体温も上がって脳や体が活動を始めます。

●朝の排便の習慣をつける

体調や生活リズムを整えるために、朝の排便の習慣をつけることも大切です。朝食を摂ると胃腸を刺激して排便が促されるようになります。便秘になる原因の一つには、不規則な生活があります。規則正しい生活を送っていると生体リズムが整いますので、毎朝お通じがあるようになります。

●大切な栄養源

成長に必要な栄養素を供給して、丈夫な体をつくります。1日に必要な栄養素を昼食と夕食だけで摂取しようとすると、食べすぎる恐れがあります。3食きちんと食べることで、不足しがちな栄養素を補うことができます。特に炭水化物はエネルギー源となりますので、朝食で摂ることが大切です。

このようなことからも朝食は摂らなければいけません。子どもが朝食を食べられない理由は、生活のリズムが崩れているからにほかなりません。規則正しい生活を送っていると、朝にはお腹が空くものです。空腹を感じないのは、前日の夕食の時間が遅かったり、睡眠不足のために朝起きられずギリギリまで寝ていたりするからです。

毎朝決まった時間に起きる習慣を身につけることで、体には食事のリズムもできてきますので、しだいに食べられるようになってきます。したがって、**朝食や夕食の時間も曜日に関係なく決める**といいでしょう。

よく相談されることは「子どもが全然食べてくれない」という問題です。このように話すお母さんの隣で、子どもがシュンとして下を向いている姿がしばしば見受けられます。その様子を見て、食事のときに「食べなさい」と言いすぎていると感じました。

また、栄養バランスを考えて少しでも効率よく食べさせようと、味噌汁にしても汁がないほど具をたくさん入れたり、ご飯を山ほど盛るなど、お母さんの気持ちは伝わってきますが、これでは子どもに逆効果となります。

私が常々お伝えしているのは、食事の量を減らして絶対に食べられると思える分を子どもに出してあげるということです。そして、残さずに全部食べたときには、ここぞとばかりに褒めてあげてください。そうすると、子どもは達成感を味わい、自信もついてどんどん食べるようになります。そのときも、量をいっぱい増やさず「おかわり」を経験させると、さらに子どもの喜びは大きくなります。

食欲のない理由のなかには、お腹が空いたときに食べる物がないということも、ときにはあるのです。両親が共働きで、日中は一人、あるいは兄弟姉妹だけでいるような場合、あらかじめ〝おやつ〟が用意されていればお腹も満たされ、母親が帰ってきて夕食の時間になるまで持たせることができます。

しかし、すぐに食べられる物がないときは、夕食まで我慢するしかありません。空腹を我慢していると、そのうちに空腹感が収まって食欲がなくなるのです。つまり、お腹が空きすぎて食べ物を受けつけなくなっているわけです。

こうしたことを避けるために、夕食までのつなぎとして、お腹が空いたときに軽く食べられる物を用意しておくことも、ときには必要ではないかと思われます。

栄養バランスのよい食事が基本

成長期だからと食べる量を気にして、少しでも食べてもらうために子どもの好きなメニューばかりを出していると、栄養的に偏りが出ることがあります。子どもの成長に必要な栄養素はきちんと摂取するように、食材にも注意してください。

そうはいっても、どんな栄養素をどれだけ必要なのか、素人にはわかりづらいものです。こうした声を受けて、2005年に農林水産省と厚生労働省が共同で「食事バランスガイド」を作成しています。

皆さんもどこかで目にしたことがあると思いますが、「何を」「どれだけ」食べればいいのかがひと目でわかるように、「主食」「副菜」「主菜」「牛乳・乳製品」「果物」を順に並べてその量を、おもちゃコマをイメージしたイラストで表されています（図表7）。栄養のバランスがとれているとコマが安定して回り、バランスが悪いと回らなくなることを表現しています。

[図表7] 食事バランスガイド

運動することによって、コマが
安定して回転することを表現
水分をコマの軸とし、食事の中で
欠かせない存在であることを強調
「何を」は5つの料理グループから。
上にある料理ほどしっかり食べる。
運動
水・お茶
1日分
※基本形(2200±200kcal)の場合
5~7 つ(SV) 主食(ごはん、パン、麺)
ごはん(中盛り)だったら4杯程度
5~6 つ(SV) 副菜(野菜、きのこ、いも、海藻料理)
野菜料理5皿程度
3~5 つ(SV) 主菜(肉、魚、卵、大豆料理)
肉・魚・卵・大豆料理から3皿程度
2 つ(SV) 牛乳・乳製品
牛乳だったら1本程度
2 つ(SV) 果物
みかんだったら2個程度
菓子・嗜好飲料 楽しく適度に
菓子・嗜好飲料は、
コマを回す「ヒモ」で
表現
厚生労働省・農林水産省決定
SVとはサービング(食事の提供量の単位)の略

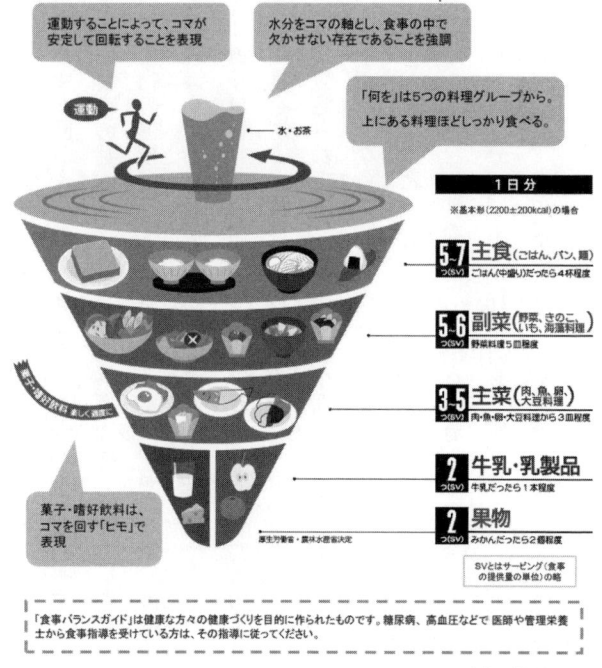

「食事バランスガイド」は健康な方々の健康づくりを目的に作られたものです。糖尿病、高血圧などで医師や管理栄養士から食事指導を受けている方は、その指導に従ってください。

出典：農林水産省

これを活用すると家庭の食事で何が摂りすぎなのか、何が不足しているのかがわかりますので、コマが回るようなメニューづくりの参考になります。

望ましい食事の基本は、「主食・副菜・主菜」が揃うこと。主食とは、ご飯やパン、麺類（炭水化物の供給源）です。主菜はメインのおかずで、肉や魚、卵、大豆食品などが使われた料理（タンパク質源）です。副菜は、主に野菜やキノコ、イモ類、海藻類などが使われる小鉢や味噌汁で、ビタミンやミネラルの供給源になります。

例えば主食を選ぶ場合は、イラストの中にある「1つ分」には炭水化物が約40グラムになるように設定されていて、ご飯なら小盛り1杯、市販のおにぎりなら1個、食パンなら1枚、ロールパンなら2個が、これに当たります。

副菜ではお浸しなどの小鉢が1つ分、主菜では約60グラムのタンパク質に設定されていて、鶏卵なら1個、牛乳ならコップ半分（カルシウム100ミリグラム）、果物ならミカン1個、リンゴ半分が、1つ分に相当します。

これらを目安に、上手に組み合わせて栄養のバランスを整えていきます。例えば、朝食はいつもパンの場合、バタートーストと牛乳で済ませているところに、ゆで卵や目玉焼きといった卵料理をプラスしたり、チーズトーストやツナトースト、ハムサンドにすればタンパク質が補えます。ここにサラダや果物、ヨーグルトを添えれば、ビタミンやミネラルなども摂れるという具合に、いつものメニューに足し算・引き算をして調整していけばいいのです。

これをちょっと難しいと感じた人には、わが家で実践している方法を紹介しましょう。

食卓を見て、赤・緑・白・黒（茶）・黄色の5色が揃うようにすると、意外と栄養バランスが整うものなのです。もしも赤が足りないときにはトマトやニンジン、赤パプリカをプラスしたり、黒が足りないときにはゴマペーストをトーストに塗ったり、サラダにキノコ類をプラスするわけです。

食事は、舌だけではなく目でも味わうもので、彩りがいいと美味しそうに見えて食欲が促進します。特に子どもは、キャラ弁が流行ったことでもわかるように、盛り付けを工夫しただけでも喜んで食べるようになります。これも、食事を楽しくすることにつながるのではないでしょうか。

では、それぞれの栄養素がなぜ必要なのか、その働きも理解していただきましょう。

栄養素は、炭水化物（糖質）、タンパク質、脂質の3大栄養素に、ビタミンとミネラルが加わって5大栄養素で構成されています。これに食物繊維を入れることもあります。

●炭水化物

糖質ともいわれ、脳や筋肉を働かせるためのエネルギーとして利用されるほか、体温を維持するのに欠かせません。糖質が分解されてできたブドウ糖は、一定の濃度で血液中に溶け出し（血糖値）、残りは肝臓でグリコーゲンにつくり替えられた後、肝臓や筋肉に蓄えられます。そして、何も食べずにいたり、運動をしたりしてエネルギーが不足したときには、グリコーゲンをブドウ糖につくり替えて利用されます。

特に脳は、エネルギー源としてブドウ糖しか受けつけないうえ、ほかの臓器のように蓄えることができないため、常にブドウ糖を供給しなければ機能が低下してしまうのです。

摂りすぎると肥満の原因になることもあって、最近は炭水化物を摂らない食事法やダイエットが話題になっています。しかし、大事なエネルギー源のため、成長期の子どもは適切な量をきちんと摂らなければなりません。

●タンパク質

英語で「プロテイン」といいますが、これはギリシャ語で「第一に摂るべきもの」という意味に由来します。その名の通り筋肉や内臓、血液、皮膚、髪の毛、爪、骨などを構成する成分です。

また、ホルモンや酵素、神経伝達物質、免疫物質などの原料にもなっているため、不足すると成長が遅れてしまいます。身長を伸ばすためには、最も摂るべき栄養素といえます。

人体を構成するタンパク質は、約20種類のアミノ酸で構成されています。アミノ酸は各組織で必要に応じて結合したり、分解したりしてタンパク質に組み立てられ、新陳代謝が繰り返されることで体は常につくり替えられています。

タンパク質の一種である〝コラーゲン〟を摂ると肌にいいからと、女性は積極的にコラーゲンを多く含んだ食品を摂っています。しかし、体内でそのままコラーゲンになるわけではありません。分解されつくり替えられて利用されますので、コラーゲンをつくる原料になるだけなのです。

約20種類のアミノ酸のうち、子どもの場合は9種類が体内で合成できないため、食品から摂らなければなりません。これを必須アミノ酸といいます。

●脂質

糖質とタンパク質が1グラム当たり約4キロカロリーに対して、脂質は約9キロカロリーと効率の良いエネルギー源です。摂りすぎると動脈硬化を引き起こすことから悪者にされがちですが、ホルモンの原料になったり、細胞膜の成分となって脂溶性ビタミンの吸収をよくするなど重要な働きをしています。そのため、不足すると血管が脆くなったり、免疫力が低下してしまいます。

脂質は、主に動物性食品に多く含まれる飽和脂肪酸と、植物油や青魚などに含まれる不飽和脂肪酸に分けられます。前者は動脈硬化を促進することがあるため摂りすぎには注意が必要ですが、後者はコレステロールを低下させて動脈硬化を防ぐ作用があります。

●ビタミン

エネルギー源にはなりませんが、糖質やタンパク質、脂質の代謝を助けたり、体の機能を正常に働かせるためには欠かせない潤滑油のような役割をしています。ビタミンB群（B_2、B_6、B_{12}など）やビタミンKのように体内で合成されるものもありますが、ほとんどが体内でつくれないので微量ですが毎日食事から一定量を摂らないと、体調不良や病気の原因になります。

主なビタミンは13種類で、水に溶ける「水溶性ビタミン」と、油に溶ける「脂溶性ビタミン」があります。

●ミネラル

簡単にいうと、岩や土に含まれる無機質成分です。こちらもエネルギー源にはなりませんが、体を構成する成分になったり、内臓や組織のいろいろな反応を円滑に働かせるためには必要です。

食事から摂り入れた栄養素は、そのまま体内で利用されるわけではなく、消化器官で分解された後、体が利用しやすい形に合成されます。そのときに必要となる酵素が、ミネラルとタンパク質からできています。

ですから、いくら3大栄養素を摂っても、酵素が働かなければ体内で必要となる栄養につくり替えることができなくなります。なかでも体内でつくることのできない16種類は「必須ミネラル」と呼ばれ、生命活動を維持するためには毎日、食事から摂らなければなりません。

●食物繊維

栄養素の分類からいうと食物繊維は糖質に含まれるものですが、生活習慣病を予防する効果が期待できることから「第6の栄養素」とまで呼ばれるようになりました。

かつては食物の残りかすとされていましたが、腸の蠕動《ぜんどう》運動を促して排便をスムーズにしたり、有害物質を吸着して排出したり、腸内の善玉菌を増やして腸内環境を整えるなどの働きが見直され、近年は必要な栄養素と認識されています。

食物繊維は、水に溶けやすい「水溶性食物繊維」と、水に溶けにくい「不溶性食物繊維」に分けられます。

このように、栄養素にはそれぞれ役割があり、どれが欠けても体調を崩す要因になります。特に子どもの成長には必要な栄養素ばかりですから、過不足なく摂れるようなメニューを考えていただきたいと思います。

身長を伸ばすには特にタンパク質とミネラルが必要

育ち盛りの子どもに栄養が必要なことはわかりました。それがバランスよく摂れていないために成長ホルモンが十分に分泌されず、身長が伸び悩んでいる一因になっています。

しかし、身長を伸ばすという観点で栄養素を見たとき、特に欠かせないものは何でしょう。

身長を伸ばすということは、骨を成長させることです。それには、特に軟骨組織の原料となるタンパク質と、カルシウム、マグネシウム、亜鉛などのミネラルが必要となります。

タンパク質は、成長ホルモンの分泌を促す作用があるほか、コラーゲンというタンパク質が骨を形成する土台になっています。骨を建物にたとえると、骨組みとなる鉄筋がタンパク質（コラーゲン）で、それを補強するコンクリートがカルシウムに当たります。ですからタンパク質は不足しないように摂らなければ、骨を成長させるどころか土台が脆くなってしまいます。

また、睡眠ホルモンであるメラトニンの分泌に欠かせない、必須アミノ酸の一種であるトリプトファンの生成にもタンパク質は必要なため、睡眠の質を高めるうえでも大切です。

では、タンパク質をどれくらい摂ればよいかというと、年齢によって異なりますので、厚生労働省が推奨している「日本人の食事摂取基準」を見てみましょう。

●3～5歳の場合、男女ともに25グラム。
●6～7歳の場合、男子では35グラム、女子では30グラム。
●8～9歳の場合、男女ともに40グラム。

思春期になると成人と同じ量が必要となります。

タンパク質を多く含んでいる食品には、肉類や魚類、卵、豆類、乳製品がありますので、これらを主菜として偏ることなく料理に取り入れてください。

先の説明のようにタンパク質にも種類があり、食品によって含まれているアミノ酸が異なりますので、肉ばかり食べていると不足するアミノ酸が出てくる恐れがあります。

よく「良質なタンパク質」という言い方をしますが、これは必須アミノ酸が理想的な組み合わせで含まれている食品を指しています。一般的には「アミノ酸スコア」でタンパク質の〝質〟が評価され、スコアは100が最高値となっています。

つまり、スコアが100に近いほど質が良いというわけで、鶏卵や豚肉、牛乳、魚のアジ、大豆などが100になっています。全体的に見ると、動物性食品のほうがスコアは高い傾向にあります。

ただ、注意しなければならないのは、肉類の中には脂肪の多いものがありますので、それは避けたほうがよいでしょう。例えば、霜降りの牛肉や豚のバラ肉などは脂肪の摂りすぎになる恐れがあるため、脂身の少ないヒレ肉やモモ肉を選ぶとよいでしょう。

また、鶏のささ身はヘルシーなので活用するとよいですが、胸肉やモモ肉でも皮を取れば脂肪を減らすことができます。子どもが好きな唐揚げのときは、余分な脂肪を排出する働きのある食物繊維を多く含んだ野菜やキノコ、海草類を添えるようにしましょう。

次に、ミネラルの一種であるカルシウムは、骨の土台となるコラーゲンにくっつくことで、骨を硬く丈夫にしています。カルシウムは身長を伸ばすことに直接関係ないと先に述べましたが、骨質を良くするためには子どものときに骨密度を高めておくことが大事なのです。

これを、私たちは「骨貯金」と言っています。貯金がいっぱいあれば、それを使って老後もラクに暮らせるように、骨も密度が高く質が良ければ高齢になったときに骨粗鬆症を防ぐことができるのです。その骨質は、子ども時代の生活習慣で決まります。丈夫な骨をつくり、スポーツをしていた人ほど、高齢になって骨折をしたり、寝たきりになる確率が低いこともわかっているからです。

また、骨だけではなく、カルシウムは丈夫な歯をつくるうえでも必要な栄養素です。カルシウムの摂取は次の量が推奨量とされています。

●3~5歳の場合、男女ともに80ミリグラム。
●6~7歳の場合、男子では600ミリグラム、女子では650ミリグラム。
●8~9歳の場合、男子では700ミリグラム、女性では800ミリグラム。

30~40代の成人では650ミリグラムですから、子どもの骨の形成にカルシウムがいかに大事かがわかります。ところが、日本人のカルシウム摂取量は推奨量に達していないのが現状です。

カルシウムを多く含んでいる食品には、牛乳やヨーグルト、チーズなどの乳製品、小松菜、野沢菜、チンゲン菜、水菜、大根の葉、モロヘイヤ、切り干し大根、豆腐やがんもどき、納豆などの大豆製品、桜エビ、ちりめんじゃこ、ウナギ、しらす干し、ひじき、ワカメ、ゴマなどがあります。

お気づきかと思いますが、牛製品や豆類にはタンパク質とカルシウムの両方が含まれています。これらを活用して、効率よく摂ると良いでしょう。

次のマグネシウムは、60パーセントが骨に含まれており、カルシウムの吸収と代謝を助けて骨の強度や弾力性を調整しています。両者はバランスが大切で、カルシウムの摂取量が多くなると、体外へ排出されるマグネシウムの量が増すため、カルシウム2に対して、マグネシウム1の割合で摂取することが理想です。

マグネシウムの摂取は次の量が推奨されています。

●3～5歳の場合、男女ともに100ミリグラム。
●6～7歳の場合、男女ともに130ミリグラム。
●8～9歳の場合、男子では170ミリグラム、女子では160ミリグラム。

マグネシウムを多く含んでいる食品には、ホウレンソウ、アーモンドやカシューナッツ、落花生などの種実類、干しひじき、玄米、豆腐や納豆などの大豆製品、ゴマ、桜エビ、カキ、カツオなどがあります。

なかでも干しひじきは、カルシウムとマグネシウムの割合がほぼ2：1と理想的ですので、大豆やニンジン、油揚げ、こんにゃくで煮つけ、それを入れた卵焼きにしたり、ご飯と混ぜておにぎりにするなど、目先を変えて子どもの食べやすい方法で利用すると便利です。

また、ナッツ類に多く含まれていますので、おやつに摂るのもよいでしょう。

そして亜鉛は、タンパク質の合成や細胞の新陳代謝にかかわる200種類以上の酵素の必須成分になっています。酵素は体内のさまざまな代謝をスムーズに行うのに欠かせない物質のため、亜鉛が不足すると新陳代謝がうまく行われなかったり、成長ホルモンの分泌が悪くなるほか、男性の生殖能力が低下したり、女性ホルモンの働きが低下したりします。妊娠中の女性の場合は、胎児の成長が遅れることも研究によってわかっています。このほか、味覚を正常に保つ働きも亜鉛が担っているため、不足すると味覚に異常をきたします。

亜鉛の摂取は、次の量が推奨されています。

●3～7歳の場合、男女ともに6ミリグラム。
●8～9歳の場合、男子では7ミリグラム、女子では6ミリグラム。

亜鉛を多く含んでいる食品には、カキや帆立貝をはじめとする魚介類、豚レバー、牛肉、ラム肉、タラバガニ、ウナギ、納豆、タラコ、ゴマなどがあります。動物性食品に比較的多く含まれていますので、普通に食事を摂っていれば亜鉛不足になることはありませんが、偏食が多いと不足することがあります。味覚に異常をきたすと、食事を美味しく感じなくなるために食欲が低下してしまいます。

これらのすべてを満たすようにするのは大変に思えますが、1日3回の食事で補う食べ方をすれば難しいことではなくなります。

ポイントは、主食（ご飯、パン、麺類など）を1杯、主菜（肉、魚、大豆、卵などのおかず）を1品、副菜（野菜、海藻類、キノコ、こんにゃくなどのおかずや汁物）を2品程度と割り振ります。そして、朝食で不足しているものがあったときは、昼食あるいは夕食で積極的に摂るようにします。

大豆食品は女子の思春期を早める？

食事についての説明をすると、大豆食品は女性ホルモンの分泌を促進して思春期を早めるのではないか、と心配する質問を受けることがよくあります。

大豆に含まれるイソフラボンという成分は、女性ホルモン（エストロゲン）に似た構造をしているため、豆腐や納豆、豆乳などを食べると女性ホルモンが増えるといわれ、女性ホルモンが減少する更年期の女性が摂ると更年期障害が和らぎ、若々しくなるとして、一時はブームになりました。

しかし、大豆イソフラボンを摂ったからといって、女性ホルモンが増えたり、活性化するようなことはありません。構造が似ているだけでは、体内で同じように作用するわけではないのです。

イソフラボンは、腸の中にエクオール産生菌がいるかどうかで、女性ホルモンの活性化が左右されます。腸にはさまざま腸内細菌が存在していることはご存じかと思いますが、その一つがエクオール産生菌です。エクオール産生菌の働きによってイソフラボンがエクオールに変化すると、女性ホルモンの活性が高くなります。

ところが、エクオール産生菌は誰の腸内にも存在しているわけではなく、またエクオールによる女性ホルモンの活性はエストロゲンの1000分の1程度にすぎません。

エストロゲンがたくさん分泌されている20~30代の女性にとっては誤差の範囲内で、よほど大量にイソフラボンを含んだ食品を摂らなければ、女性ホルモンの活性化は望めそうにありません。

ただし、更年期障害の女性は、女性ホルモンの分泌量が急激に減少しているため、イソフラボンを多く含んだ食品を摂ることで、プラスに働く可能性は考えられるといわれています。

このようなことから、女子が大豆イソフラボンを摂っても、思春期が早まることはありません。むしろ良質なタンパク質源である大豆食品は、成長を助けてくれますので積極的に摂るようにしていただきたいと思います。

ちなみに、エクオールをつくれる人の割合は、欧米人で20～30パーセント、日本人では50～60パーセントと研究報告されています（第24回日本疫学会学術大会発表2014）。

エクオール産生者が多い国は、日本のほか中国や韓国、台湾など、大豆食品をよく食べている国であることが知られています。国や地域によるエクオール産生率の差は、大豆の摂取量や食生活による腸内環境の違いが原因ではないかと考えられています。

日本人の2人に1人がエクオールをつくれるわけですが、この割合は年齢が下がるにしたがって低下し、若い世代では欧米人と同じくらいの人にしかエクオールをつくれていないという報告もされています。

なぜ若い世代でエクオールがつくれないのか、その理由はわかっていません。ただ、食生活の変化が原因ではないかと考えられます。

大豆食品の摂取量を年代別にみると、60代が最も多く、若い世代ほど食べる量が減っています。腸内細菌のエサとなって腸内環境を整える働きのある食物繊維も、60代が最もたくさん食べています。恐らく、煮物や漬物、お浸し、味噌汁など、野菜を使った和食中心の食事が多いからではないでしょうか。若い人との食物繊維の差は1日5グラムほどで、これはレタスまるごと1個分に相当します。

腸内環境は、今日たくさん食物繊維を摂ったから大丈夫ということはなく、日頃の食生活の積み重ねで形成されるため、摂らない日があればいい環境を維持できません。毎日の食事を見直し、栄養バランスのよい食生活を継続していくことが大切なのです。

特に子どもの食生活は、腸内細菌の形成にも重要です。このほか、腸内細菌は日々のストレスや睡眠、運動量にも影響を受けているといわれています。

加工食品はなるべく控える

子どもたちの食生活を知るために、私はよく「食事でどんな物が好きですか?」と子どもに尋ねます。

そのときに「かまぼこ」「ソーセージ」「ふりかけ」などと答える子が、意外と多いことに驚かされます。無数にある食べ物の中から、子どもが好きそうなハンバーグやカレーライスといった手の加えられた料理ではなく、加工された食品を挙げるのです。

また、お弁当のおかずを聞いても単品であったりするケースもあり、そのたびに「もしかすると、手をかけた料理が出されていないのでは?」と疑問がわいてきます。

加工食品が悪いとはいいませんが、親の手料理が真っ先に挙がらないのは、やはり食生活が良好とは言い難いものです。

加工食品や清涼飲料水、市販のお菓子類などには、リンというミネラルがリン酸塩、ピロリン酸ナトリウムといったかたちの食品添加物として含まれています。

リンはカルシウムやマグネシウムに次いで、体内に多く存在しています。約80パーセントはカルシウムと結びついたリン酸カルシウムとして、骨の主成分になっています。

このほかにも、神経や筋肉の働きを保ったり、糖質やタンパク質、脂質の代謝をスムーズにするなど重要な役割を担っています。そのため、不足すると骨や歯が弱くなったり、新陳代謝が低下してしまいます。

しかし、主食であるお米やパンをはじめとするあらゆる食品にリンは含まれていますので、普通に食事を摂っている分には不足することはありません。むしろ、過剰摂取が心配されているのです。

リンを摂りすぎるとカルシウムとのバランスが崩れ、副甲状腺機能が亢進《こうしん》したり、腎臓の機能が低下するなど、健康を害する恐れがあるからです。

魚介類や乳製品にはカルシウムも含まれていますので、バランスが崩れる心配はありません。しかし、肉類にはカルシウムがほとんど含まれていないため、肉料理が中心であったり、加工食品をよく使用した食事をしていると、過剰摂取になる可能性があります。

それに加えて、おやつも市販のお菓子を与えている場合は、せっかくカルシウムを取り入れた食事を心がけていても、体外に排出されてしまいます。

ですから、加工食品を使うときには、十分なカルシウムを摂るようにバランスも考えていただきたいと思います。

好き嫌いを直すには

私たちには、食べ物を「美味しい」とか「まずい」とかを舌で感じる「味覚」が備わっています。味覚には、甘味・塩味・酸味・苦味・うま味がありますが、このなかで酸味や苦味を子どもたちは嫌う傾向があります。

これは、いわば本能のようなもので、食べ物が腐敗すると酸っぱくなったり、毒物は苦かったりしますので、酸味や苦味は危険な味と感じて避ける、一種の防衛反応とも考えられています。そのために、酢の物やピーマンを嫌うのではないでしょうか。

しかし、皆さんも覚えがあるように、子どもの味覚は発達するにしたがって多様な味を受け入れるようになりますので、少しずつ食べることで慣れていくものです。

そこで、嫌いな物を出すときは、「一口だけ食べる」というルールをつくることも一つの方法です。一口だけなら、意外と子どもも食べてくれます。食べたら褒めてあげると、嫌いな物を克服できるケースが多いのです。

それでも嫌いで受けつけないときは、なぜ嫌いかを子どもに聞いてみましょう。それによって、対策を講じることができるからです。例えば、魚が嫌いな場合、生臭いのが理由だとすれば、生臭さを消すような調理法にしたり、子どもが好きなカレーの味を加えることで解決できたりします。

ピーマンが苦手など野菜嫌いの大半は苦味なので、この場合は味を変える工夫をしてみてはどうでしょう。食材は調理の仕方でいくらでも味を変えることができますから、いろいろな方法で試した中で、子どもに好評だった食べ方で克服するのもよいでしょう。

また、家庭菜園をするのもよい方法です。トマトやピーマン、キュウリなどを子どもに育てさせると、その世話の大変さがわかり、実ったときの喜びもひとしおで、自分から味わって食べるようになることもあります。家で育てるのが難しい場合は、休日に家族で農家にお邪魔して、収穫を手伝わせていただいても楽しいかと思います。

最近は、田植えや稲刈り、野菜や果物の収穫、地引網漁を体験できる教室も開かれるようになってきましたので、こういうイベントに参加するのもお勧めです。

こうしたことは、好き嫌いをなくすだけではなく、食べ物の有り難さを知るうえでも大いに役立ちます。

運動量によって食事量は違ってくる

「うちの子は食が細くて困っている」とはいえ、ふだん体を動かしていないのに食欲があるようでは肥満の原因になりますし、動かなければ食欲もわきません。

子どもに必要な食事量は、普段の運動量によって違ってきます。一般的にはⅠからⅢまでの、3段階に分けた身体活動レベルによって摂取カロリーが示されます。

●Ⅰ（低い）：生活の大部分が座っていて、静的な活動が中心の場合。
●Ⅱ（ふつう）：座っている仕事が中心だが、職場内での移動や立位での作業・接客業、あるいは通勤、買物、家事、軽いスポーツ等のいずれかを含む場合。

●Ⅲ（高い）：移動や立位の多い仕事への従事者、あるいはスポーツなど余暇における活発な運動習慣を持っている場合。

子どもの場合は、通常の学校生活を送っていれば体育の授業などがありますので、身体活動レベルⅡ、部活動などで強度の高い運動をしているときには身体活動レベルⅢとされます。

これに当てはめて、年齢別に必要な消費エネルギー量（キロカロリー）を見てみましょう。

●3〜5歳の場合、男子では1300、女子では1250。
●6〜7歳の場合、男子ではレベルⅠが1350、レベルⅡが1550、レベルⅢが1750。女子ではレベルⅠが1250、レベルⅡが1450、レベルⅢが1650。
●8〜9歳の場合、男子ではレベルⅠが1600、レベルⅡが1850、レベルⅢが2100。女子ではレベルⅠが1500、レベルⅡが1700、レベルⅢが1900。

食事摂取基準によると、母親に必要なエネルギー量は約2000キロカロリーですから、3～9歳では母親の3分の2～4分の3の食事量が目安となります。

ご飯1杯分（約160キロカロリー）に相当する運動別の消費カロリーを挙げてみると、サッカーでは20～40分、野球では40～80分、持久走では15～30分、水泳では15～30分、サイクリングでは30～60分、縄跳びでは15～30分、散歩では60～90分となります。

フルマラソンの選手が約42・195キロを走ると、約2500キロカロリーも消費します。ですから走る前には、おにぎりを十数個も食べるそうです。それをすべて消費し、完走した後にもエネルギー補給に、またたくさん食べるのです。それでもマラソン選手は皆さん痩せているのですから、相当の運動量であることがわかります。

子どもも、運動量に応じて食事量を加減する必要があります。

3．親子で楽しめるスポーツを選ぶ

ゲームの普及、塾や習い事の増加、安全に遊べる場所の減少などによって、子どもたちが外遊びをする機会がめっきり減ってきました。それに加えて少子化が進み、兄弟姉妹の数が減ったことで、一緒にスポーツや外遊びのできる仲間が身近に少なくなったこともあります。

学校以外の学習活動などで忙しく、平日の放課後に遊びたくても自由な時間が取れなかったり、友達と時間が合わないことで仲間がつくりにくい環境になっています。その結果、テレビゲームなどの室内遊びをすることが多くなります。

このように、仲間の減少もスポーツや外遊びをできにくくする要因となっています。その傾向は女子に多く見られ、男子に比べて外遊びをほとんどしなくなっています。

しかし、スポーツをするなど体を動かすことは、ストレスの発散につながります。

私たちはストレスを感じると、体の中にコルチゾールと呼ばれるストレスホルモンが分泌されます。それがより多く分泌されるようになることで、体調を崩すようになります。

ところが、運動をするとコルチゾールの分解が促され、ストレスが和らぐことがわかっています。

さらに、有酸素運動を続けていると、「気持ちいい」と感じる脳内物質が分泌され、より気分が良くなるのです。これが、いわゆる「ランナーズハイ」の状態です。

ここまで本格的にしなくても、家族や親しい人、ペットと一緒に体を動かしているときも、コルチゾールが減少するなどリラックス効果を得られるといわれています。

そこで、子どもだけに「外で遊んできなさい」「水泳でも習おうか」と押しつけるのではなく、まずは親も一緒に楽しめるスポーツから始めましょう。

多くの場合で両親が運動好きの家庭では、子どもも運動好きの傾向があります。親がやっているのを見ているうちに興味を持つようになり、それを真似して遊んだりして、やがて自分もやってみたいと思うようになります。

ですから、子どもと一緒に親が運動することで、子どもは楽しみながら「運動する土台」をつくれるようになるのです。

何事も基礎が大切で、いきなりスポーツ教室に通わされても運動経験のない子どもは、頭でわかっていても体がうまく動かせないためにストレスを感じ、指導者にしかられようものなら「やめたい」と言って長続きしなくなります。

したがって、子どもに運動の習慣をつけさせるには、「遊び」で動くことを覚えることも必要なのです。

それには、休日にアスレチックやプール、サイクリング等のレジャー施設や、山登り、ハイキングなどに連れていってあげるとよいでしょう。その時間もつくるのが難しい場合には、近所を散歩したり、公園でバドミントンやキャッチボール、サッカーボールを蹴るなど、一緒にやるのも効果的です。

また、いろいろなスポーツを体験したり、観る機会をつくることも良いと思います。その中から子どもが興味を示して「やりたい」と言ったときには、やらせてみるのも一つの方法です。実際に、昨年はラグビーの五郎丸選手にあこがれて、ラグビーを習いたいとチームに入った子どもが急増したといいます。

子どもがやりたいというスポーツであれば、どのような種目でも構いません。大事なことは、継続することで運動効果が得られるようになるからです。それをきっかけに運動する楽しさを知ると、運動をしたという達成感や前より上手になったと自信がつき、ストレスを跳ね返して物事に立ち向かう勇気を持てるようにもなります。

普段はなかなか親子で触れ合う機会がないと思いますので、特に父親はこういうときに子どもが愛情を感じられるような時間にしてください。運動後に一緒にお風呂に入って「今日は楽しかったね」と話をすれば、いっそう親子の絆が強まりますし、共通の話題も増えていくことでしょう。

バランスのとれた体をつくる

子どもたちが伸び伸びと遊べる環境が整っていないことは否めませんが、運動することは体力をつけたり、基礎代謝を上げて心肺機能を高めたり、平衡感覚を鍛えるうえでも、成長期の子どもにとっては必要な活動です。

〝しゃがむ〟ことができない子どもが増えていると、最近よく耳にするようになりました。看護師さんたちの話ですが、駅やデパートのトイレで順番を待っていると、「どうぞ」

とあいた和式トイレを譲られるそうです。高齢の方は膝を悪くしているなどで、和式がつらいために洋式を使うのは理解できます。ところが、子どもや若い女性も和式トイレが使えず、譲られることが多いというのです。

しゃがもうとするとバランスを崩して尻餅をついたり、しゃがめても踵が浮いてしまう子どもが増えているといいます。これも、運動不足による筋力低下や平衡感覚の未発達が原因と思われます。

運動能力の低下は、ときにはケガや事故につながる恐れがあります。例えば、石につまずいたときにバランスを立て直すことができずに転んでしまい、そのときに手が出なくて顔や頭に怪我をしたり、物が飛んできたときに避けられないなど、とっさに動くことができなくなるのです。こうしたことを防ぐためにも、運動能力を高めて平衡感覚を養っておくことが必要ではないでしょうか。

適切な運動で成長ホルモンの分泌を促す

相談にみえた患者さんから「骨が成長する時期に激しいスポーツをすると、身長が伸びないと聞いたのですが……」という質問を受けることがあります。この話は、あながち間違いとはいえません。

成長ホルモンが最も多く分泌されるのは睡眠中ですが、その次に多く分泌されるのは運動後です。したがって、子どもの身長を伸ばすには運動を行えば成長ホルモンの分泌を促し、身長がグンと伸びるというわけです。

子どもがやりたいと望んで続けられるスポーツであれば何でも構いませんが、成長期のスポーツでは「適切な」という条件が必要かと思います。例えば、ボディビルのように筋肉ばかりを鍛えるような運動や激しすぎる運動は、かえって骨に負担をかけ成長を妨げることがあるからです。

本来、成長ホルモンによって肝臓でつくられたソマトメジンCは、子どもの場合は骨に注がれて成長に使われるため、筋肉にはほとんど送られません。ですから、子どもに筋肉はつかないものなのです。それを無理やり筋肉にソマトメジンCを注ぐようにすると、ソマトメジンCの分泌量は決まっていますので、骨に送られる分が減ってしまいます。そうなれば当然、骨の成長が遅れて身長も伸びないことになります。

もしも子どもで筋肉が極端なつき方をしているようなら、かなり筋肉を鍛えていることになるため、必要以上に鍛えるのは好ましいことではありません。

身長を伸ばしたいのであれば、ソマトメジンCが骨に集中するようにしなければなりませんので、必要以上に筋肉を鍛えるような運動は避けたほうがいいでしょう。

普通に運動をしていれば、バランスよく骨と筋肉が形成されますので、筋肉がつき始めたときには、すでに骨の成長が終わったともいえます。つまり、筋肉をつけると背が伸びないのではなく、骨の成長が終わったから筋肉がついてきたといえます。

また、筋肉トレーニング以外の運動を行っている場合でも、成長ホルモンをたくさん分泌しようとして運動力を増やし、疲れきって動けなくなったり筋肉痛になるほど頑張りすぎても、疲労回復のために成長ホルモンが使われてしまうため、逆効果になることがあります。適度な運動が、心身に適度な疲労感とストレス解消をもたらし、運動後に成長ホルモンの分泌を促すのです。

そして、運動によって細胞内のミトコンドリアの数も増えてエネルギー量も増し、スタミナがついて疲れにくい体になるうえ、代謝が良くなってますます成長ホルモンの分泌が増えるようになります。

さらに、エネルギーの消費量も増えますからお腹も空き、食欲が出て食後にも成長ホルモンが分泌されるばかりか、適度な疲労感が睡眠の質を高め、睡眠中の成長ホルモンの分泌も高めるというように、理想的な1日のリズムが出来上がります。

どれくらいの運動量がよいのか

子どもの基本的な運動を行うために必要な運動神経は、9歳くらいまでに土台が出来上がります。そのため、9歳の時期までにどのような運動をしてきたのかが重要となります。

先に述べたように、子どもには筋肉がつきませんので、筋肉は思春期に入ってから鍛えても遅くはありません。それより子どもの時期には、遊びを通して素早く動く能力や運動を巧みにする能力を身につけることが必要かと思われます。つまり、運動能力の土台を築くのが、子どもの時期ということです。

したがって、ある特定の種目の運動のみを繰り返すのではなく、体のいろいろな部分を使った多種類の運動を経験させるようにすることが大切です。その場合、骨格には負荷に弱い軟骨がまだ多く含まれていますので、負荷が大きすぎると軟骨を傷め、骨の成長に支障をきたす恐れがあるため注意してください。

子どもの体は、大人の体のミニチュアではありません。まだ体が完成していないため、大人と同じような激しい運動は骨の障害につながります。それを予防するには、体に大きな力が加わるような運動、筋力を必要とするような運動、同じ動作を長期間繰り返すものは避けるべきです。

では、子どもの成長に悪影響を及ぼさないようにするには、どれくらいの運動量と時間にすればよいのでしょうか。

小学生であれば体育の授業がありますので、学校以外では毎日行う必要はありません。週に2~3日、1日2時間程度にとどめていれば問題ないと思われます。例えば、小学生で野球を行う場合、ピッチャーでは1日50球ほど、試合を含めて週200球を超えないことが望ましいとされています。

スポーツ医学の専門家によると、小学生の練習時間が週14時間以下では、ケガや障害の発生率が最も低く、14時間以上になると外傷などが増えるといいます。スポーツをさせる場合はその範囲内にして、あとは家族で寝る前にストレッチをするとか、買い物に歩いて一緒に行くなど、日常生活のお手伝いでこまめに動く習慣をつけるとよいのではないでしょうか。

4．子どもに実践してもらいたいことは親が率先する

子どもは大好きな両親のことをいつも見ているもので、ちょっとしたしぐさを真似するなど、親の言動が子どもに大きく影響を与えます。子どもの健康状態や運動能力には生活習慣がかかわっていますので、小さいうちから親が導いてあげることが必要です。

まさに、子どもは親を映す鏡であり、親の背中を見て育つものです。

その影響が如実に表れているのが「夜更かし」ではないでしょうか。「早く寝なさい」としかっても、親が遅くまでテレビを観て楽しそうに笑っていたのでは、言うことを聞くはずがありません。

決めた時間に子どもを寝かせたいと思うなら、親も一緒に早く寝ることが一番です。自分たちがさっさと布団に入って明かりを消してしまえば、子どもも退屈して寝るしかなくなります。なぜなら、先に紹介した睡眠に関する調査の中で、勉強以外で夜更かしをしている子どもの多くは「親が起きているから何となく寝るのが遅くなる」という状況があるからです。

まだやり残したことがあるときは、朝早く起きて片付けるとか、子どもが寝ついたのを確かめてから起き直して、やり残した仕事を続けるのも一つの方法かと思います。こうしたことを面倒に思うと、子どもの生活習慣はなかなか改善できません。

また食事の際には、好き嫌いがあり、嫌いなものを残したときに「ちゃんと食べなさい」と注意したところで、「お父さんも納豆が嫌いだよね」と言われたら、返す言葉がないのではありませんか。

子どもに食べさせたいものは、まず親が美味しそうに食べている姿を子どもに見せることです。そうすることで子どもは興味を持つようになりますし、家族が揃って会話を交わしながら楽しく食べると何でも美味しく感じます。

運動も同様です。親がどのように生活の中に体を動かすことを取り入れているか、身をもって示すことで、子どもも運動の習慣を身につけるようになります。

運動というと、何かスポーツをしなければいけないと思いがちですが、鬼ごっこでも散歩でもサイクリングでもいいのです。それが一時的なものではなく、生活の一部になって継続されることが大切です。

このようにして育った子どもは、体を動かすことが苦にならず、大人になっても自分で自己管理ができるようになります。

何事も、子どもに「こうしてほしい」「こうなってほしい」と親が望むことは、子どもだけに押しつけるのではなく、まず親が率先して行いましょう。その姿を子どもに見せることで、子どもは「やらないことの言い訳」ができなくなりますから、言葉以上に説得力のある方法となります。

［第4章］

規則的でストレスのない生活こそ、子どもの身長を伸ばす絶対条件

挨拶はストレスを軽減させる

ここまで、子どもの身長を伸ばすためにはどのような生活習慣が望ましいのかを、睡眠・食事・運動を中心に説明してきました。読み進めてくださった方々の多くが、「これは子どものしつけでは?」と感じたのではないでしょうか。

まさにその通りで、実は子どもの身長を伸ばすには、それほど家庭環境が大事だということなのです。一見、背を伸ばすこととは関係のないように思えることでも、子どもが心身ともに健やかに成長するには大切な要素であることが多いのです。

例えば、挨拶についてです。平成22年度の「児童生徒の食事状況等調査」の中で、家族との食事状況と食事のときの挨拶の頻度をみると、夕食を「家族揃って食べる」子どもでは、食事のときに「いつも挨拶をする」と回答した子どもの割合が69・4パーセントと高いのに対して、「一人で食べる」子どもでは「いつもしない」と回答した子どもが28・7パーセントと低くなっているのです。

食卓は、子どもが社会性を育む場でもあり、単に栄養を摂るだけではなく、食事のマナーや礼儀を身につける格好の機会といえます。「いただきます」や「ごちそうさま」といった食事の挨拶や箸の持ち方など、社会生活を営むうえでの基本的な要素を身につける場にもなっています。

だからいって、食事中に厳しく注意するのは、子どもにとって苦痛となりストレスを増やす場に変わってしまいます。食事を楽しい時間にするためには、親がきちんと「いただきます」と「ごちそうさま」を言って自ら示すから始めることが大切です。先に述べたように、親が率先して行うべきことなのです。

家庭内で挨拶をする習慣があれば自然と身につきますので、それが子どもには当たり前のこととなり、他人に対しても普通に挨拶ができるようになります。

また、小学生になれば大概のことは説明して理解できますので、食事中の会話で「なぜごちそうさまと言うのか」、その意味を教えてあげるのもいいといいます。

これは、実際に患者さんのご家族が行ったことで、お聞きして「なるほど」と私も感心しましたので紹介したいと思います。

「ごちそうさま」は、漢字で「御馳走様」と書きます。「馳走」には走り回るという意味があり、昔は食材を調達するために多くの人が海や山を走り回っていました。それで、このような漢字で表すそうです。お米も、農家の人たちが八十八日、手間ひまかけて作ったことから、八十八を表す「米」が当てられているといいます。

そして、食事として出された動植物の命をいただくので、「いただきます」と感謝を込めて言うわけです。

また、私も調べてみたら面白い話を見つけました。洋食の場合はナイフやフォークを縦に並べますが、和食の場合は箸を横に置きます。これは結界を表し、箸の手前が私たち人間の世界で、箸の向こう側が神の世界を意味しています。ですから神（自然）の恵みをいただくので、「いただきます」と言います。

さらには、正面に座る相手に箸の先を向けるのは、失礼にあたるという配慮もあって横に置くそうです。自然とともに生きてきた、日本人ならではの考え方だと感じたものです。

こうして、人間は他の命をいただいて生きていることを理解することは、思いやりの心や感謝する気持ちを育てることにもつながり、自分一人で生きているのではないということを教えるきっかけにもなります。

そう話してくださった患者さんご家族は、食事に出てきた食材から話を膨らませて日本の文化について話すなど話題が尽きることはなく、両親は子どもに話すために勉強し、子どもは親から教わる話を楽しみにして、長いときには1時間以上も食事をしているということでした。

これをきっかけに、学校での出来事もよく話してくれるようになったといいます。また、周りの人に対しても明るく挨拶をするようになり、近所の人たちからも褒められるので自信が持てるようになったそうです。

私と最初にお会いしたときは下を向いて目を合わさず、小さな声で話していたのですが、数カ月後にお会いしたときには私の目を真っ直ぐに見て話をしてくれるまでに変わっていたのです。

これは、スポーツにもいえることです。スポーツの世界も「礼に始まり、礼に終わる」というように礼節を重んじます。試合中は敵同士ですが、試合が終わったらお互いに健闘を讃《たた》え合っています。

誰でも明るく挨拶をされると気持ちのいいもので、人間関係を円滑にする原動力にもなります。また、失敗したら素直に「ごめんなさい」と謝り、何かしてもらったときには「ありがとう」とお礼が言えれば、相手の気持ちも和らいでトラブルを避けることができます。

そうなれば、子どもたちが抱えている友達関係のストレスも、少しは軽減されるのではないでしょうか。

専門医に笑われても家族が一丸となって夢を実現

身長が低いことに悩んでいる多くの患者さんを診てきたなかで、今でも印象に残っているご家族がいらっしゃいます。ここには、皆さんの参考になると思われる成功の要因が含まれていますので、紹介したいと思います。

お母さんが宝塚の大ファンだったことで、その影響を受けたE子さんもファンになりました。最初は美しい世界に憧れているだけでしたが、成長するにしたがって憧れが夢へと変わり、「宝塚に入りたい」と強く思うようになりました。

けれども、9歳になったばかりのE子さんの身長は128㎝と平均よりも低く、このままでは背の高い人が多い宝塚には入れないと悩むようになったのです。

それに対してお父さんは、子どもの夢なんて成長とともに変わるし、成長期になれば背は伸びるから悩む必要はないと言って、真剣にE子さんの話を聞いてくれませんでした。お母さんのほうは、自分も小柄でコンプレックスを持っていたこともあって、自分に似たのだと悩んだり、できることなら娘の夢を叶えてあげたいという気持ちから、E子さんを整形外科に連れて行って相談しました。

ところが、E子さん親子の話を聞いた医師は、「何あなた、夢を語っているの？」と手を叩きながら笑ったそうです。それにショックを受けた二人は、重い足取りで一言も会話を交わさずに帰ってきたそうです。お母さんも、E子さんに掛ける言葉が見つからなかったといいます。

医者が言うのだから背が高くなれないと、一度は諦めました。それでも、やっぱり諦めきれず、一縷《いちる》の望みをかけて私のところに訪れたのです。

これまでの話をうかがっている間、ずっと下を向いたままで顔を上げようとしないE子さんと、暴言を吐いた医師への怒りや悔しさを話し続けるお母さんの必死さが、痛いほど伝わってきました。そのとき、9歳の女の子の夢を潰してはいけないと、私も強く感じたものです。

レントゲンを撮ってみると骨端線がはっきりと見えましたので、生活習慣を見直せば巻き返しができる可能性がありました。

そこで、身長が伸びるメカニズムを説明し、そのために行うべきことをお伝えしました。すると、E子さんが顔を上げて「頑張ります」と一言、力強い声で答えたのです。

E子さんは両親との三人家族で、お父さんはサラリーマンですが中間管理職で忙しく、帰宅時間はしばしば遅く、お母さんはE子さんが学校に行っている間だけお弁当屋さんでパートをしているという一般的な家庭でした。

最初に決めたことは、睡眠時間を8時間確保するために、夜10時には寝て朝6時に起きることでした。それまでは7時に起きていたE子さんは、6時に起きて7時に出勤するお父さんとはすれ違いの生活でした。

けれども、生活習慣を変えたことで、三人揃って朝食が摂れるようになりました。夕食はお父さんの帰りが遅いために一緒に摂ることが難しいうえ、お父さんはE子さんの身長を伸ばすための取り組みには懐疑的で、協力する意思はありませんでした。その分、お母さんができる限りのことをしようと考えて実践していました。

まだ9歳でしたので塾へは行っておらず、週2回ピアノ教室に通っているだけでした。友達とはよく遊んでいましたが、お互いの家を行き来して、もっぱら室内で遊ぶことが多かったといいます。

そこで、宝塚に入りたいというだけあってダンスには興味がありましたので、キッズ教室に週2回通うようになりました。それ以外の日は、お母さんが付き添って友達も一緒に公園でバドミントンをやったりして、体を動かす機会をつくりました。

すると、仲良しの友達もダンスを習いたいと言いだしたもので、みんなで通うようになったことがE子さんの心身をより安定させ、よい効果をもたらしました。ダンスを習うようになってから、体をほぐすことが大事だと教わったそうで、お風呂上がりには毎日ストレッチをするようになったのです。

こうして、睡眠と運動の環境は整いました。あとは食事ですが、ここでお母さんが本領を発揮しました。まず、ご飯と汁物のお茶碗、主菜用のお皿を1枚、副菜用の器を2枚用意しました。これらに何を入れるかと、器からメニューを考えるようにしたのです。お弁当屋さんでパートをしているだけあって、段取りよく作れたようです。

朝食はパンを主食に、主菜は卵料理とソーセージやハムなどにキノコのソテーを添え、副菜は野菜サラダや豆サラダ、ポテトサラダなどと、ヨーグルトに小さく切った果物をのせたもの。

昼食は給食がありますので、土日にパスタや焼きそばなどの麺類に、野菜スープやクラムチャウダー、ミネストローネなどのスープを添えてバランスを整えました。

夕食は和食と決めて、ご飯と味噌汁、肉か魚料理をメインにして、あとは煮物やゴマ和えなどの野菜料理を2品作るようにしたのです。

習い事がない日や休日などは、E子さんにも手伝わせて一緒に料理を作るようにもしたそうです。どのように作るかを教えるだけではなく、テーブルにつくと当たり前に出てくる料理には、家族の健康を考えてお母さんが作ってくれていた愛情いっぱいのものであることを改めて知ることとなりました。

これらのメニューで足りないものを、おやつで補うようにしたそうです。また、小魚やひじき、青海苔などをミキサーで粉砕し、ふりかけも作ってご飯や味噌汁にかけるなどの工夫もしていました。

そして、休日は散歩をしたり、家で静かに本を読んでその感想を話し合うほか、2カ月に1回のペースでお弁当を持ってサイクリングやハイキングに出かけ、帰りには温泉施設でくつろいだりもしていたそうです。

こうして二人三脚で頑張っているうちに、お父さんにも変化が表れてきました。朝食のときに母子で楽しそうに話していたり、休日になると2人で出かけてしまうので、一人で留守番をしていることが寂しくなってきたのです。そんなときに「お父さんも一緒に行こうよ」と誘った娘の言葉をきっかけに、徐々に歩み寄りを見せるようになり、いつしか3人で行動するようになりました。

実は、これもお母さんの作戦だったのです。もともと子煩悩な方でしたので、内心は娘のことが気になって仕方がなかったのです。

それからは、E子さんの身長を伸ばすためというよりも、家族の時間を大事することが目的に変わっていきました。

すると、来院するたびにE子さんの身長が伸びていて、同級生と並んだときにも前から2番目だったのが、3年後には真ん中にまで成長したのです。もちろん、平均身長に達していました。

専門家である医師から心ない言葉を浴びせられたうえに笑われ、一度は諦めた夢でした。けれども、家族が一丸となって生活習慣を見直した結果、夢を実現できそうなところまできたのです。親の愛情が、どれほど子どもの成長に重要であるか、私自身も再認識させられたケースでした。

このE子さん家族の取り組みは、決して特別なものではありません。いつもの生活を少し見直すだけでも、子どもの成長は変わっていくものなのです。

子どもの成長を考えるチャンス

子どもの身長のことで相談にみえた両親が、子どもの身長を伸ばすための取り組みをする決心をしたとき、多くの場合で「ずっと続くわけではないから」と自分に言い聞かせるようにおっしゃいます。つまり、背が伸びるのは思春期までという期限付きのため、その期間は親として子どものためにできるだけのことはするけれど、それを一生続けるのは自信がないというわけです。

しかし、いざスタートしてみると、思いがけない発見や喜びがあり、やってよかったと言って、その後もずっと続けているご家庭がほとんどです。といいますか、もはや習慣になってしまったので、それを乱すとかえって体調を崩すなどストレスになるのです。

子どもが幼かった頃を、思い出してみてください。ハイハイをしていた子どもが初めて立ったとき、あるいは「ママ」「パパ」と初めてしゃべったときは、嬉しかったのではないでしょうか。幼稚園や保育園に通うようになると、ここまで無事に育ったことを喜び、健康でいてくれたらそれだけでいいと思ったはずです。

この時期は、子どもの成長が最も目覚ましいので、日々成長する子どもの言動の一つ一つを覚えているなど、親の意識のすべてが子どもに向いています。

それが、小学校に上がる頃には、体が成長するのは子どもなのだから当たり前になり、学力のほうに意識が向くようになります。

しかし、成長とは体が大きくなるだけではなく、「できなかった」ことが「できるようになる」ことでもあります。昨日までハイハイしていたわが子が、今日には立てたというのも成長のはずです。

ですから、子どもが小学校に通っている間も、1年生には1年生の成長があり、2年生には2年生の成長があるのです。当たり前のことですが、それを忘れて多くの親は子どもが健やかに育つための努力も関心も薄れてしまいがちです。

しかし、皆さんは、その間の子どもの成長に目を向けることとなりますので、普通に成長していたなら見過ごしてしまうような子どもの変化に気づかせてもらえる、貴重な時間を与えられたことにもなるのです。これは、子どもの成長を考える絶好のチャンスではないでしょうか。

もちろん親にとっては何事もなく、子どもが普通に成長してくれるに越したことはありません。子どもの身長が低いがゆえに親子で悩んだり、つらい思いをしていることは、多くの患者さんと接していますから十分に理解しております。

けれども、子どもの身長を伸ばすために生活習慣を改善する取り組みは、この時期にしか経験できない、かけがえのない子どもとの時間を大切にするという、ただそれだけのことなのです。

それまでは、家の中にいても子どもはゲームをやっていたりテレビを観ていたり、母親は家事をしているなど、別々のことをしていることが多かったと思います。しかし、家庭環境が大事な要素になりますので、再び子どもと正面から向き合う生活にならざるを得ません。

普段なら「早く寝なさい」「残さず食べなさい」「たまには外で遊んできなさい」と一方通行だった親子関係が、身長を伸ばすという目的に向かってどのような生活習慣にしていくかを話し合ってルールを決め、親子で歩調を合わせて共に歩くようになるからです。

子どもと一緒にスポーツを楽しみ、逆上がりができないと言えば教えてあげたり、家族揃って食卓を囲んで笑ったり、いろいろな場所に行くなど、行動を共にすることで会話も笑顔も増えていきます。

家庭生活は楽しいことばかりではありません。ときには、事故やトラブルに見舞われることもあります。そんなときも「子どもは心配しなくていいから、あっち行ってなさい」と蚊帳《かや》の外に押しやったりしないで、ときには共に悲しみ、共に泣いて感情も共有し、家族で助け合って乗り越えていくことも必要です。

家族が一緒にいることは、いいときでも悪いときでも子どもが親の愛情を感じ、自分の存在を認められていると実感して情緒を安定させ、ストレスにも強い心身をつくります。こうしたことの基盤が、規則正しい生活から培われていくものです。

それが習慣化すると、普通になって居心地がよくなります。心身のバランスが良くなると、何事にも余裕が出てきて他人に対しても優しくなれます。例えば、気分がいいときは他人とぶつかっても「ごめんなさい」と謝って通りすぎますが、機嫌が悪いときは「痛いじゃないの！　気をつけなさいよ」と怒ったり、言葉に出さなくても腹を立てて通りすぎたりします。自分の精神状態で、他人への対応も変わるということです。

子どもも同じで、精神的に安定してくると、親の知らない子どもを目のあたりにすることが多く見られます。

親子関係が深まると、お互いを思いやる心や協調性が育まれ、電車に乗っていてお年寄りや妊婦さんを見かけるとスッと立って席を譲ったり、道端に咲いている花に足を止めて「きれいだね」と感性も磨かれたりします。子どもの感性は、家族と笑ったり、怒ったり、泣いたり、悲しんだりすることで養われていきます。

こんなところでも子どもの成長を感じることができ、親として充実感を味わえることでしょう。この先にあるのが、実は子どもの身長が伸びるということなのです。

親も意識を変えて成長していく

これまでお伝えしてきた取り組みは、どれも特別なことではありませんが、中には「子どもにストレスを与えていけないと言っていたら、怒ることもできなくなる」とか「それでは子どもを甘やかすだけで、ますます親の言うことを聞かなくなる」と、おしかりを受けることがあります。

しかし、子どもを感情的に怒ってはいませんでしょうか？

「怒る」ことと、「しかる」ことは違います。怒るときは、たいてい自分のためなのです。時間がないのに子どもがグズグズしていたり、疲れているのに聞き分けのないことを言ったりと、自分の思い通りにならないことへの苛立ちを、感情的になって子どもにぶつけていたりするものです。そのため、子どもが同じことをしても、普通に注意することがあれば、声を荒らげたり、ときには手を上げてしまうなど、そのときの親のご機嫌しだいで怒り方が違ってきたりします。

これでは怒られる子どもは、親に不信感を抱くようになります。しかも、怖い顔をして声を荒らげる親の姿に、大きなショックを受けてしまいます。それでいて「何がいけないのか」という肝心なことを伝えていないのですから、また同じことを繰り返します。

これに対して「しかる」ときは、子どものためです。子どもが躓くことなく生きていけるように社会のルールを教えるために、「何がいけないのか」「どうすれば良いのか」という問題点や解決策を冷静に諭します。これによって子どもは自分で考えて判断する力が養われていきます。ですから親の言うことを理解し、しかられても愛情を感じています。

ただ、できれば怒るにしてもしかるにしても、逃げ道をつくってあげていただきたいと思います。父親がしかったときは、母親があとで優しくフォローするというように、父親と母親で役割を決めてはいかがでしょうか。これによって子どものストレスが和らぐからです。

また、しかるときだけではなく、どのような状況であっても親の考え方はブレないことが大切です。

皆さんも子どもだった頃、たくさん親にしかられたのではないでしょうか。ときには理由も聞かずに怒るなど、子どもながらに理不尽に思うこともあったはずです。ところが、いざ自分が親になったら、同じように子どもを怒っています。

子どもには、大人の事情も理屈も通用しません。ですから、親も戸惑うことばかりです。それは、親なら誰しも感じていることで、問題を一つ一つクリアしていきながら親として成長していくのだと思うのです。

二人目の子であっても、最初の子とは性格が違いますから同じ対処法が通じるとは限りません。いろいろと悩み、失敗しながら親も親らしくなっていくのだと、私自身も親として思っています。

子どもを立派に育てようと頑張っているのに、自分が親として、大人の人間としていかに未熟であるかも痛感させられます。だからこそ、子どもとの時間を大事にして、その子の性格を見極め、また尊重しながらお互いに成長していける環境を整えることが大切なのではないでしょうか。

子どもと接する機会が増え、いろいろな会話を交わすようになると、「この子はこういう考え方をするのか」「こういうやり方もあるのか」と、ときには子どもに感心したり感動したり、教えられたりすることがあります。

そういう親子関係を築くためにも、まず親のほうが意識を変えて子どもと向き合うようにしていただきたいと思います。

こうした親の姿勢が子どもにも通じ、子どもは親の愛情を感じながら安心感に包まれて心身のバランスが整っていきます。そこに睡眠・食事・運動という成長ホルモンの分泌を促すための取り組みを行うことで、さらなる好循環が生じて子どもの身長がグングン伸びるようになります。

親の思いと子どもの思いにはギャップがある

ある小学校の古い広報誌を、患者さんご家族に見せていただいたことがありました。それは、「家族と過ごす好きな時間」という特集記事の中にあったアンケートの結果でした。その中で、「子どもと一緒に過ごした思い出は？」という質問に、親たちは「旅行」や

「キャンプ」といった楽しいイベントを挙げていました。

　これに対して「親と一緒に過ごした思い出は？」という質問に、子どもたちは「一緒にお風呂に入ったとき」や「みんなでご飯を食べているとき」といった家族で一緒に過ごした日常ばかりを回答していたのです。

　普段は十分にかまってあげられないこともあって、特に父親は子どもの喜ぶ顔が見たいという思いから、疲れていても休日には遊園地や旅行、キャンプに連れていくなど、頑張ってイベントを考えて実行しています。実際に、子どもは喜んでいい笑顔を見せてくれます。

　けれども、子どもたちが本能的に求めているのは、普段の生活の何気ない親との触れ合いだったのです。

「そんなことで？」と思われるかもしれませんが、それを子どもには大切な時間なのだと、改めて教えられた記事でした。

　子どもたちが社会の中で、自信を持って問題にぶつかりながら生きていくための基礎となる自尊心を、どうやって育てていくかの方法の一つとして「共通経験をすること」があります。家族で同じ経験をして「自分が感じたこの感情に共感を得られる」という経験の積み重ねを通して「自分は自分でいいのだ」という自尊心が培われていきます。

それを、子どもたちは自然に求めて、自分たちにとって必要なものだと本能として認識していることをアンケートで示してくれていたのです。

それを見せてくださったご両親は、日頃の穴埋めをするかのように、休日のたびにどこかに行かなければと考えて頑張りすぎていたことを反省し、イベントは不定期にして日常生活をいかに充実させるかに意識を変えたといいます。

まさにその通りで、〝日常〟があるからこそ、イベントのような〝非日常〟が楽しみになるものです。頻繁にイベントがあったのでは、それが当たり前になって感動も薄れてしまいがちです。

それを昔の人は知っていました。古くから日本には非日常を〝ハレの日〟、日常を〝ケの日〟という考え方がありました。同じことの繰り返しで単調になりがちなケの日に、変化とけじめをつけるためにハレの日を設けていたのです。結婚式や成人式などの祭礼、お正月やお節句などの年中行事には、晴れ着を着て御馳走を食べて、家族でお祝いをしました。つまり、気分転換を図っていたわけです。ハレの日を楽しみにして、ケの日を頑張ったのです。

こうした習慣が忘れられていますが、ストレス社会に生きる私たちにも必要な生き方なのかもしれません。心身が疲れたら「たまには家族でどこかに行こうか」と、気軽に考えていればいいのです。

何事もメリハリが大事で、しかるときにはしっかりしかり、褒めるときにはいっぱい褒め、楽しむときにはとことん楽しむことです。その積み重ねが家族の絆を強くするとともに、子どもの精神状態を安定させることにもつながると思われます。

子どもがいつも笑顔でいられる環境が、居心地のよいことだと思います。

おわりに

本書をお読みになって、身長は遺伝だけではなく、環境も大事な要因であることをおわかりいただけたことと思います。

また、なぜ「9歳まで」とお子さんの年齢を区切ったのか、その理由もご理解いただけたのではないでしょうか。

皆さんが「普通」だと思って過ごしている日常生活のなかには、身長を伸ばすのにプラスなこともあれば、マイナスに働いていることもたくさんあります。それを意識することも身長に悩むこともなく皆さんが成長していたとしたら、それはご両親が健やかに成長する環境を整えているからにほかなりません。

「うちの親は何も考えていなかったと思う」とは言うものの、きっとマイナス要因をはるかに上回るほどのプラス要因があり、〝愛情〟もいっぱい注がれていたからではないでしょうか。

それに気づかずにいるために、ご自分のお子さんには「成長期になれば伸びる」と軽く考えていたり、気にしたとしても牛乳をいっぱい飲ませたり、縄跳びをさせるといった目先の情報に惑わされ、本来やるべきことを見失っていたのではないかと思われます。

しかし、何がプラスで何がマイナスに働くのかを知った今は、早い時期に手立てを講じることができるのです。もう一度、生活習慣を見直して、マイナス要因が見つかったならば改善し、プラス要因は続けて規則正しい生活を送っていっていただけたらと思います。それが、お子さんの身長をより伸ばすことにつながるのです。

そのために本書では、身長治療を行ってきたなかで、お子さんたちに効果的に働いたことや、マイナスに働きやすい注意点を、睡眠・食事・運動の観点から具体的に紹介してきました。特にお子さんのストレスについては、ページを割いて書かせていただきました。

それは、どんなに睡眠・食事・運動の3つの条件を満たしていても、お子さんが精神的なストレスを抱えていたのでは効果が出にくいことを、日々の診療で実感しているからでした。なかには情緒的な部分もあったかと思いますが、体だけではなく心もバランスよく育んでいただくことが必要と感じたからです。

実際に、ご両親ともに背が高く、遺伝的には高身長になると思われた高校生の男子が、165㎝というケースがありました。厳格なご両親のもとで睡眠も食事も運動も管理され、規則正しい生活を送っていましたが、学歴がすべてという家庭の中で勉強ばかりしていたために、ストレスがかなりたまっていたと推測できます。ずば抜けて勉強ができることは、通っている学校名でわかりましたが、身長の悩みだけはどうにもなりません。17歳という年齢では、もはや遅すぎたのです。

こうしたケースの相談が年に1～2件はありますので、それほど特殊ではないのかもしれないと考えさせられたものです。

同じように身長の悩みを抱えていても、それぞれで家庭環境が異なりますし、お子さん一人一人の性格も違います。しかし、身長は成長ホルモンが分泌されなければ伸びないことは事実であり、それには睡眠・食事・運動が不可欠であることも医学的に裏づけられていることである以上、生活習慣を改善する以外に身長を伸ばす方法はありません。

そのうえで、お子さんの性格に合ったストレスを和らげる方法を考えていただきたいと思うのです。そのときの手本になるのが、まずは親である皆さんの経験です。

皆さんがご両親にしていただいたことを思い出して、よかったと思っていることは取り入れ、「こうしてほしかった」と寂しく思ったことは、本書を参考にアレンジをしながらお子さんにしてあげてください。それが、きっとお子さんの健やかな成長にも役立つことでしょう。

本書では細かいことをいろいろと申し上げましたが、必ずしもすべてを実践する必要はありません。「これをしなければいけない」「これはやってはいけない」と気にしすぎるのも、それに縛られてストレスになってしまうからです。お子さんだけではなく、ご両親にもストレスになることは避け、ご家族が楽しく過ごすためにはどうすればよいのかという視点で、気軽に取り組んでいただければ幸いです。

親子の絆が深くなり、皆さんのご家庭が笑顔の絶えない明るい環境であることを願っております。

2016年3月吉日

飛田 健治

飛田 健治（とびた けんじ）

とびた整形外科クリニック院長。1999年東京医科大学卒業。日本でも有数の外傷病院を遍歴し、整形外科医として数千例におよぶ骨延長・変形矯正や難治骨折の治療を行う。うち、東大病院では小児先天性骨系統疾患や、低身長を来す小児疾患の診療を行い、小児科と整形外科、ふたつの領域を横断する医療を展開。現職では小児の身長相談や治療をはじめ、数少ない身長の専門医として、日本の医療の重責を担っている。

身長は「9歳までの生活習慣」で決まる

二〇一六年三月一五日 第一刷発行

著 者 飛田健治
発行人 久保田貴幸
発行元 株式会社 幻冬舎メディアコンサルティング
〒一五一-〇〇五一 東京都渋谷区千駄ヶ谷四-九-七
電話〇三-五四一一-六四四〇（編集）
発売元 株式会社 幻冬舎
〒一五一-〇〇五一 東京都渋谷区千駄ヶ谷四-九-七
電話〇三-五四一一-六二二二（営業）
装 丁 幻冬舎メディアコンサルティング デザイン室
印刷・製本 シナノ書籍印刷株式会社

Printed in Japan ISBN978-4-344-97444-9 C0047
幻冬舎メディアコンサルティングＨＰ http://www.gentosha-mc.com/